Naturopathie au quotidien

TOME 1 : La santé par l'alimentation

Sommaire

Copyright

ISBN: 978-2956440802
Deuxième édition avril 2018
© Éditions UNITY IS THE KEY 2018

Première édition février 2015
© Éditions Sphère EDEN 2015

Crédits

Responsable éditorial : F. MARCHAND

Comité de lecture :
N CAYROU, D FERRY, M DEFONTIS

Conception graphique : Édition UNITY IS THE KEY
Illustrations et dessins : Édition UNITY IS THE KEY
Couverture : Édition UNITY IS THE KEY
Logo : Jimmy Nelson Design

Crédits photographiques :
© Fotolia.com, © Pixabay.com, © UNITY IS THE KEY

Pour être tenu informé régulièrement des nouvelles parutions
des Éditions UNITY IS THE KEY, vous pouvez vous inscrire à notre lettre de
diffusion sur notre site internet: http://**www.unityisthekey.fr**

À propos de l'auteur

Fabien MARCHAND devient Naturopathe-Iridologue et Energéticien à l'aube de la trentaine. Formé au sein de l'Institut Français de Naturopathie, il ouvre son premier cabinet en milieu rural, rapidement suivi d'un second à Saint Louis,, puis Carpentras, Châteauneuf-du-Pape et Avignon.

Les demandes d'informations et de conseils font rapidement de lui un conférencier et orateur public.

Ses stages; « Découverte de la Naturopathie » et « Energéticien Unicité » ouvrent les consciences de centaines d'élèves, partout en France. C'est naturellement qu'il devient auteur en 2015 et transmet le fruit de ses années d'expérience dans les médecines douces.

Remerciements

C'est un long travail de maturation qui amène ce livre dans vos mains et je n'en ai pas été le seul artisan. Bien des âmes ont oeuvré à sa réalisation.

Alors naturellement, je remercie toutes celles et ceux qui m'ont inspiré, qui m'ont soutenu;

Mes anciens patients sans qui rien ne serait arrivé…

Ma famille et mes enfants… parce qu'il leur a fallu être « patients »…

Mes amis passés, présents et futurs…

Mes opposants et détracteurs qui m'ont fait trébucher et permis de prendre une revanche sur la Vie…

Enfin à ma famille karmique, la vraie, que je sais maintenant reconnaître grâce au regard lucide, mais espiègle de mon enfant intérieur. ;p

« À la Source qui, quoi que l'on en pense, veille toujours
à ce que notre âme décide à la place du mental. »

1

Introduction

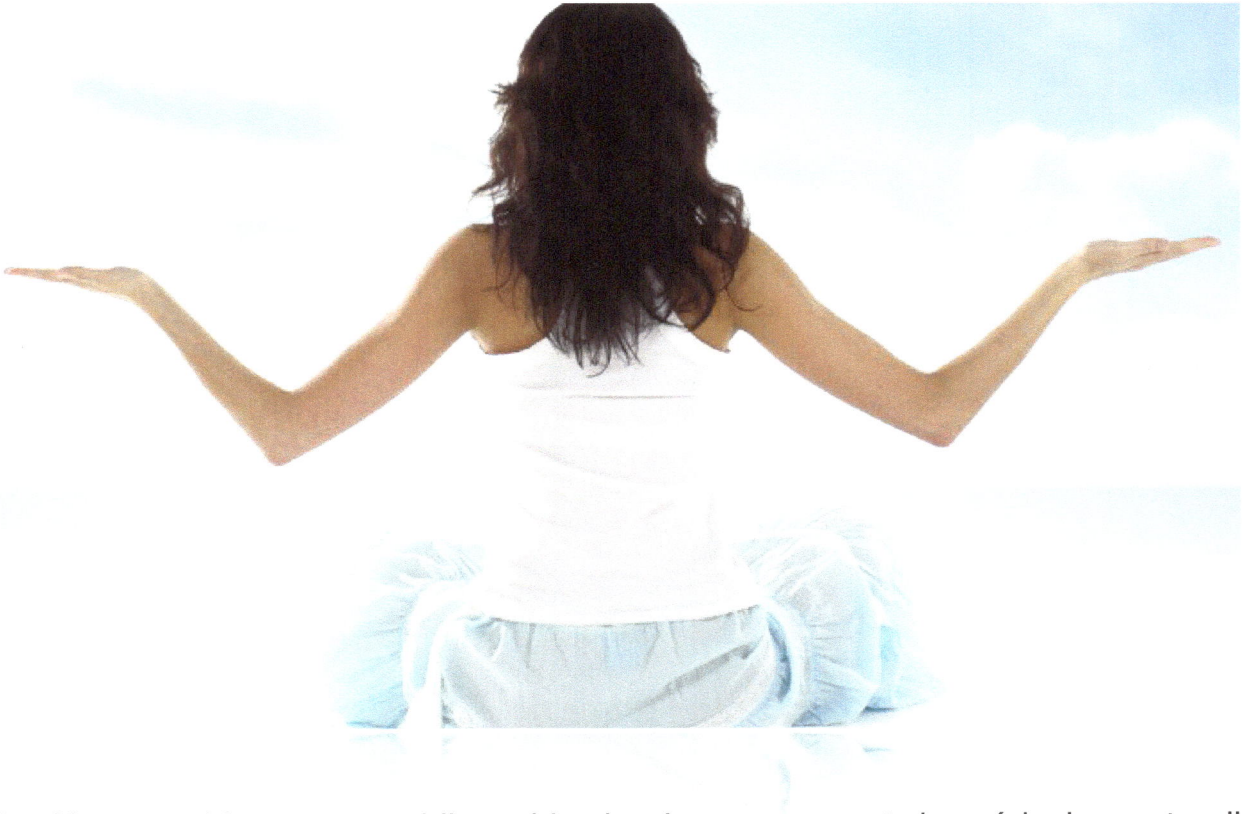

La Naturopathie est une philosophie de vie, un concept de médecine naturelle regroupant plusieurs disciplines holistiques.

Nous allons découvrir ensemble les grands préceptes de cette médecine douce, mais également nous familiariser avec les fonctions organiques de notre corps.

À l'issue de la lecture de ce livre, vous aurez pris la mesure de ce que la Naturopathie peut vous apporter en tant qu'individu.

Vous aurez compris ce que le mot santé veut réellement dire et vous pourrez agir au quotidien pour rester en forme.

Introduction
Définition

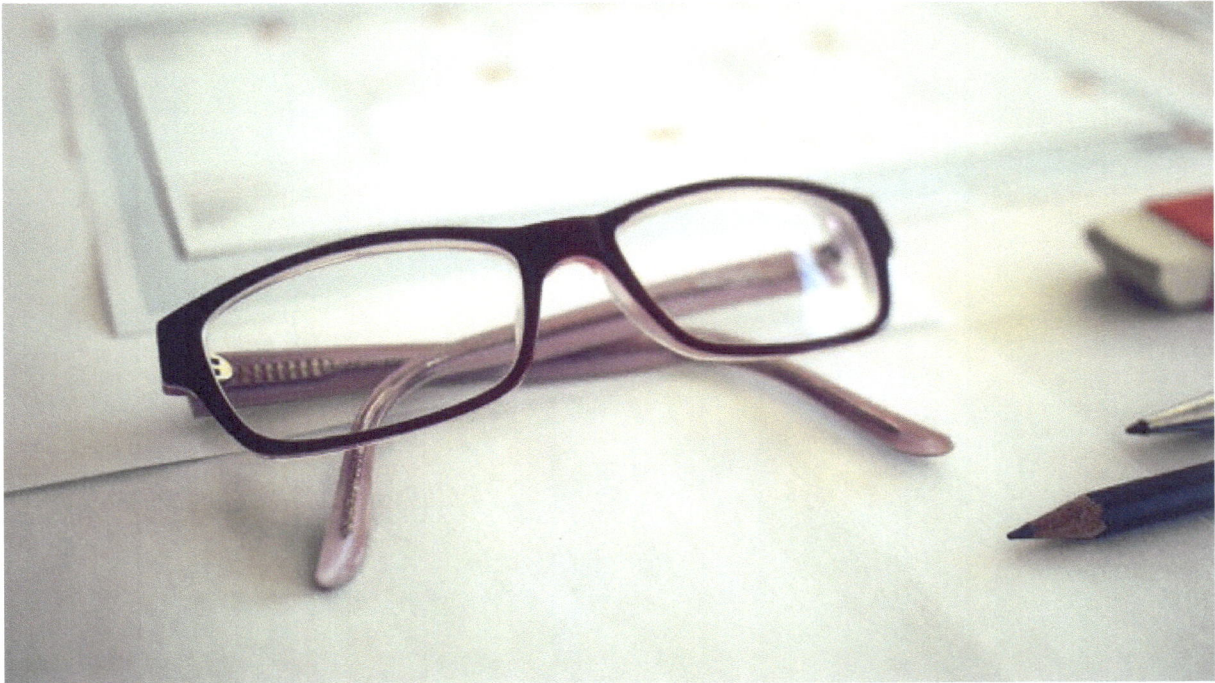

Afin de poser une juste définition à la Naturopathie il est bon de s'intéresser à l'étymologie latine du mot.

- *Natura:* voulant dire: la nature, l'essence de vie.
- *Pathos:* voulant dire: la maladie, le mal.

Étymologiquement Naturopathie voudrait donc dire « *maladie naturelle* ».

Ceci est bien sûr un non-sens par rapport aux buts visés par celle-ci. Nous devrons dissocier le sens étymologique du sens propre et de son sens figuré. Sens figuré qui indique de soigner par des procédés naturels.

Pour être justes, les professionnels des médecines douces devraient parler de Naturothérapie.

Néanmoins, dans cet ouvrage, j'utiliserai le mot Naturopathie, car ce mot est devenu usuel, mais en gardant le sens de *Naturothérapie*, vous le comprendrez aisément.

Introduction
Histoire de la Naturopathie

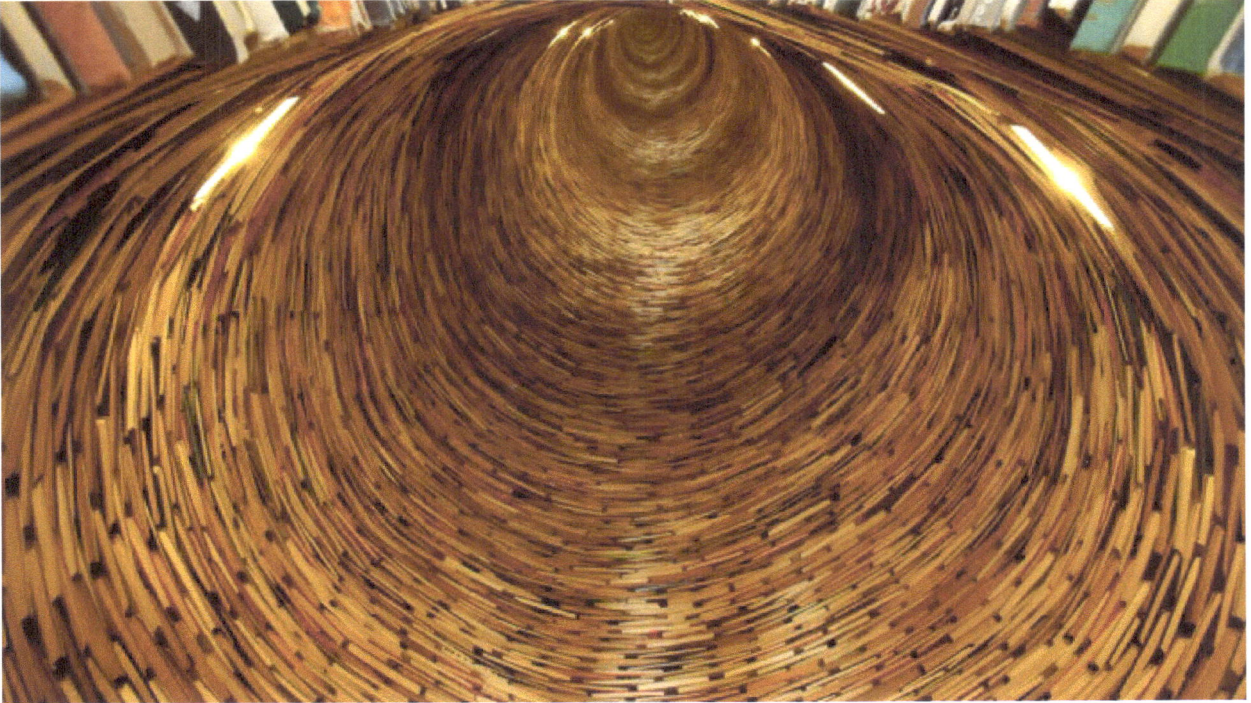

La Naturopathie est une médecine naturelle et instinctive dont les origines remontent au début de l'humanité. Depuis que l'Homme existe, il s'est toujours soigné avec les plantes, l'argile, l'eau, les aliments, le jeûne… tout comme les animaux.

Puis, ces connaissances empiriques devinrent peu à peu des techniques thérapeutiques :

- L'ayurveda (Médecine de l'Inde)
- La médecine chinoise
- Sumérienne, Essénienne
- Grecque

Dans la Grèce Antique, la Médecine atteindra son apogée avec Hippocrate et la médecine occidentale s'y réfère encore : c'est lui qui a écrit le fameux « serment d'Hippocrate » dont s'inspirent toujours les médecins allopathes Français.

Hippocrate (460 - 370 av J.C.) posera, en premier, les bases de ce que doit être la santé et surtout comment l'entretenir.

Et c'est justement avec Hippocrate que les grandes bases de la Naturopathie vont naître.

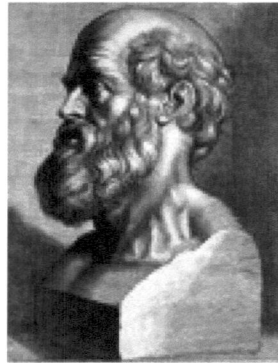
Hippocrate

Elle repose sur 7 grands préceptes:

• D'abord ne pas nuire « primum non nocere »

• La nature est guérisseuse « vis medicatrix naturae »

• Identifier et traiter la cause « tolle causam »

• Traiter la personne globale

• Le thérapeute est un éducateur

• La prévention est la meilleure des cures

• Établir la santé et le bien-être

Un peu d'histoire

De l'antiquité au XVIIe la Naturopathie était en fait la médecine commune à tous.

Paracelse (1492-1541), à la fois médecin, philosophe et astrologue, pose des bases modernisées et rationnelles à la médecine en intégrant l'usage des plantes et de la phytothérapie comme outils de nettoyage du corps et des humeurs.

Les notions psychiques, émotionnelles et spirituelles sont toujours importantes dans tous les préceptes enseignés.

À partir du XVIIe siècle et l'apparition du rationalisme, la pensée matérialiste prédominera dans la société occidentale.

Les découvertes scientifiques en physique-chimie de Descartes, Newton et plus tard Lavoisier vont profondément et durablement bouleverser les principes de la médecine.

Du raisonnement cartésien le monde occidental tirera bientôt ses fondamentaux en recherchant à tout démontrer par l'analyse scientifique, et, alors que Diderot (1713-1784) lui-même mettait déjà en garde les scientifiques :

« *On risque autant à croire trop qu'à croire trop peu* », ceux-ci se mirent à penser que tout ce qui est démontrable existe, tout ce qui n'est pas scientifiquement démontré est supposé ne pas exister.

Cette approche cartésienne de l'humain va engendrer une scission entre le matériel (le corps) et l'esprit (le psychisme).

Au XIXe siècle, en Allemagne, Sebastian Kneipp rejettera la médecine conventionnelle et se soignera lui-même de la tuberculose puis s'intéressera activement à l'action thérapeutique de l'eau et à l'activité médicamenteuse de certaines plantes.

« Tout ce dont nous avons besoin pour rester sains, la nature nous l'a donné en abondance. » (Sebastian Kneipp)

En France, avec les travaux de Claude Bernard (1803-1878) on a commencé à comprendre la digestion.

Au début du XXe siècle, aux États-Unis le Docteur John H. Tilden (1851-1940) dès les années 20, proposait une nouvelle médecine, sans l'usage de médicaments, à ses patients qui consistait à nettoyer le corps des poisons toxiques (la Toxémie) pour permettre à la nature de guérir.

En France, à la même époque, le Docteur Paul Carton posera les bases du renouveau de la médecine naturelle.

Paul Joseph Edmond Carton (1875 - 1947), Médecin Français et ancien interne des Hôpitaux de Paris, se fit l'initiateur d'une médecine naturelle fondée sur les principes du « père de la médecine », le médecin-philosophe de la Grèce antique Hippocrate.

La méthode hippocratique Cartonienne se différencie de la médecine conventionnelle (dite allopathique) dans la mesure où elle définit différemment les causes des maladies.

Selon Paul Carton, les causes réelles de toutes les maladies proviennent d'un système immunitaire rendu déficient par une mauvaise hygiène (alimentation, cadre de vie, activités physiques, mentales, sociales, professionnelles…).

Dans cette perspective, les invasions microbiennes (notamment tuberculeuses) ne sont alors qu'une conséquence opportuniste d'un affaiblissement anormal de l'organisme. Il résumait cette approche en une formule qu'il utilisa souvent :

« Le microbe n'est rien, le terrain est tout ».

À cet égard, Paul Carton reprochait à la médecine de son époque, marquée par les récentes découvertes de Pasteur, de songer à traiter uniquement les symptômes des maladies plutôt que leur origine.

Paul Carton estimait aussi que la plupart des médicaments et des vaccinations prescrits en médecine classique n'ont qu'une action accessoire, bien souvent davantage néfaste que bénéfique pour l'organisme, notamment en raison de tous les effets secondaires qu'ils engendrent ; lesquels ne feraient qu'entraver des défenses immunitaires déjà éprouvées par la maladie elle-même, ce qui pourrait retarder la guérison, ou la rendre seulement apparente et temporaire.

De la même façon, il reprochait à la médecine de son époque d'être mutilante, c'est-à-dire à dire de trop souvent prescrire l'ablation d'un organe plutôt que de chercher à en résoudre les dysfonctionnements.

C'est pourquoi il recommandait d'éviter les interventions chirurgicales pour les réserver, en ultime recours, à des cas d'urgence, uniquement si le mode de vie nocif a occasionné des dommages irréversibles ou trop importants pour envisager une rémission autonome.

Il encourageait chaque patient à s'efforcer de devenir son propre médecin en observant lui-même les effets de tout changement apporté dans son mode de vie.

Au-delà d'une simple méthode de soins naturels, la méthode de Paul Carton revendique une approche globale de la personne, incluant ses dimensions psychiques.

Afin de pouvoir traiter efficacement, Paul Carton insistait sur la nécessité d'individualiser les soins, de les adapter, et de faire participer activement le patient à son traitement, d'autant plus que les prescriptions remettent souvent en cause la plupart des aspects du mode de vie.

En 1935 Pierre Valentin Marchesseau (1911 – 1994) biologiste devient le fondateur de la Naturopathie contemporaine en France.

Réalisant la synthèse des différentes disciplines de médecines naturelles, il réussit à poser les conditions du maintien de la santé et de l'équilibre fonctionnel et créer la naturopathie orthodoxe (comprendre : originelle) en France.

Dès lors la Naturopathie Française se développera avec Roger Feuillé, Louis Clair, Jacques Leguern, André Passebecq, Robert Masson, Raymond Lautié, André Roux, Daniel Kieffer, Sylvie Bertin, Jean-Pierre Willem, Dominick Léaud-Zachoval et bien d'autres...

Tout au long de l'histoire de l'Homme, la longévité d'une vie est apparue comme un souci premier et récurrent.

Cette longévité de vie passant indéniablement par un état de santé.

Mais savons-nous ce qu'est la santé ?

2

Les principes de la santé

« Si quelqu'un désire la santé, il faut d'abord lui demander
s'il est prêt à supprimer les causes de sa maladie.
Alors seulement il est possible de l'aider. »
HIPPOCRATE

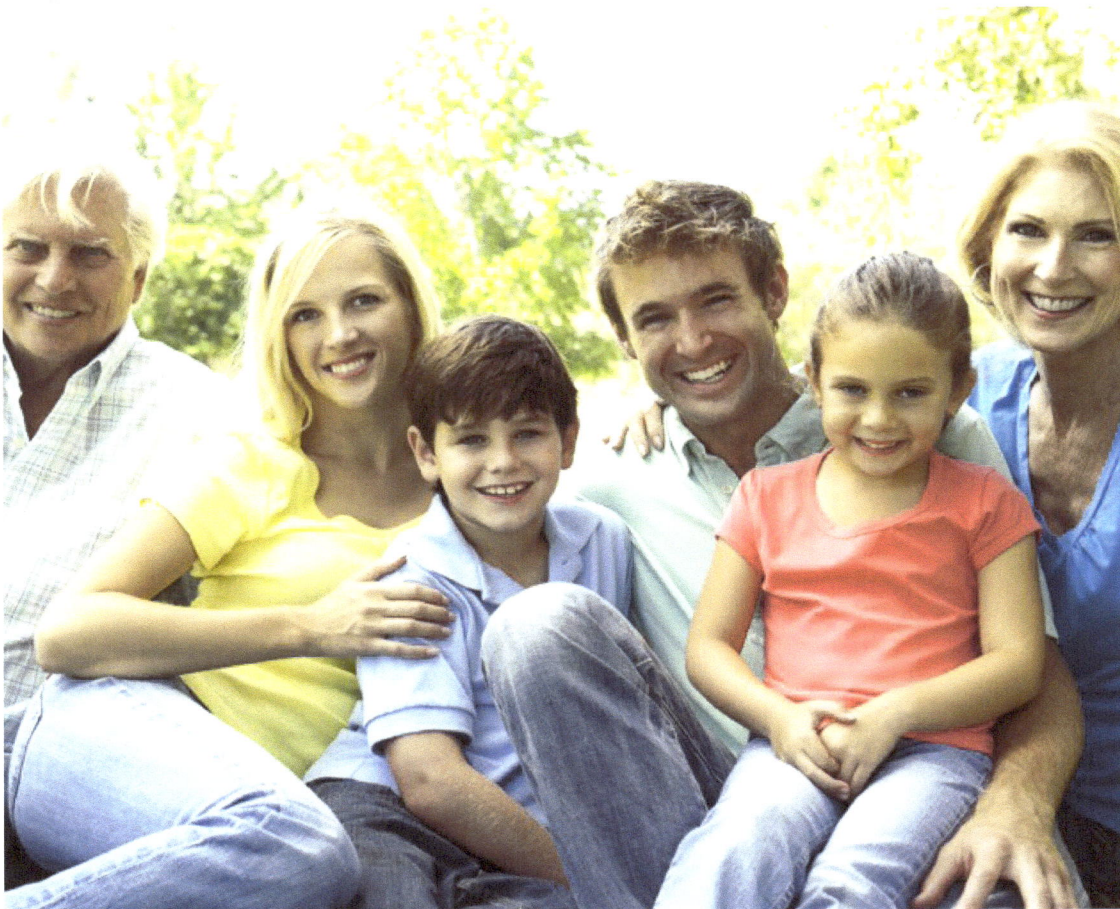

Si l'on demandait aujourd'hui à un groupe de personnes de nous donner une définition du mot « santé », il est fort à parier que tout à chacun nous dirait:

« ...avoir la santé, c'est simplement n'avoir mal nulle part ».

Par cette simple réponse, on peut mesurer la distance gigantesque qui existe entre notre vision moderne de la santé et la vision Hippocratique.

La vision moderne de la santé se définit par l'absence de maladies, l'absence d'infections microbiennes, pouvoir garantir l'accès à un « bon médecin » et surtout bénéficier des meilleurs médicaments, toujours plus performants...

La vision de la santé hippocratique quant à elle n'a pas pris une ride et rappelle l'importance des causes, replace l'être humain dans toutes ses dimensions et souligne l'interactivité de l'être humain et de sa santé.

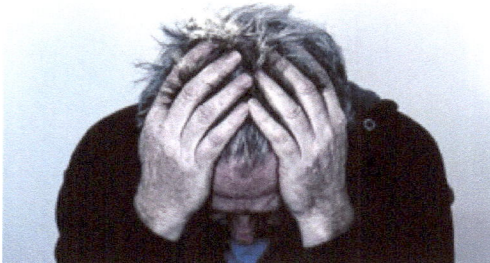

La santé, c'est quoi finalement ?

Pas seulement l'absence de maladie, bien sûr que non !

L'Organisation mondiale de la Santé (OMS), elle-même, propose une définition équivoque de la Santé:

« La santé est un état de complet bien-être physique, mental et social, et ne consiste pas seulement en une absence de maladie ou d'infirmité. Elle implique que tous les besoins fondamentaux de la personne soient satisfaits, qu'ils soient affectifs, sanitaires, nutritionnels, sociaux ou culturels et du stade de l'embryon, voire des gamètes à celui de la personne âgée. »

La santé c'est donc un être humain en pleine harmonie avec toutes ses dimensions, toutes ses consciences:

- **Corporelle**
- **Intellectuelle**
- **Émotionnelle**
- **Philosophique** donc **Spirituelle**

Le concept de la santé peut être défini comme un ensemble d'équilibres:

Une Alimentation saine et vivante
- Fraîcheur, pureté, bonne association...
- Pas d'aliments industriels, irradiés, avec des produits chimiques…

Un Environnement sain
- Dans l'habitat, au travail...
- Pureté : air, eau, bruit…

Un équilibre psychoémotionnel sain
- Bonnes relations familiales, amoureuses, amicales...
- Vie sociale, épanouissement personnel par l'accès aux arts, cultures, sports et connaissances de soi…
- Un ou des objectifs de vie personnels et professionnels…

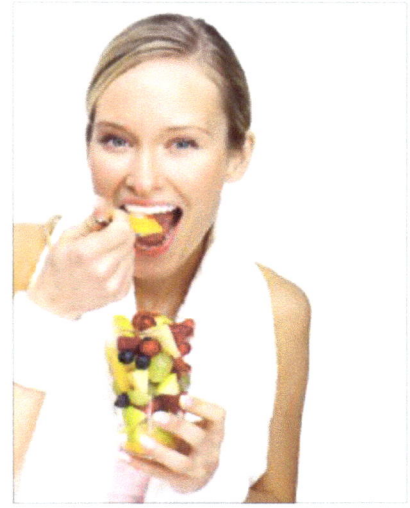

Les principes de la santé
... et la naturopathie

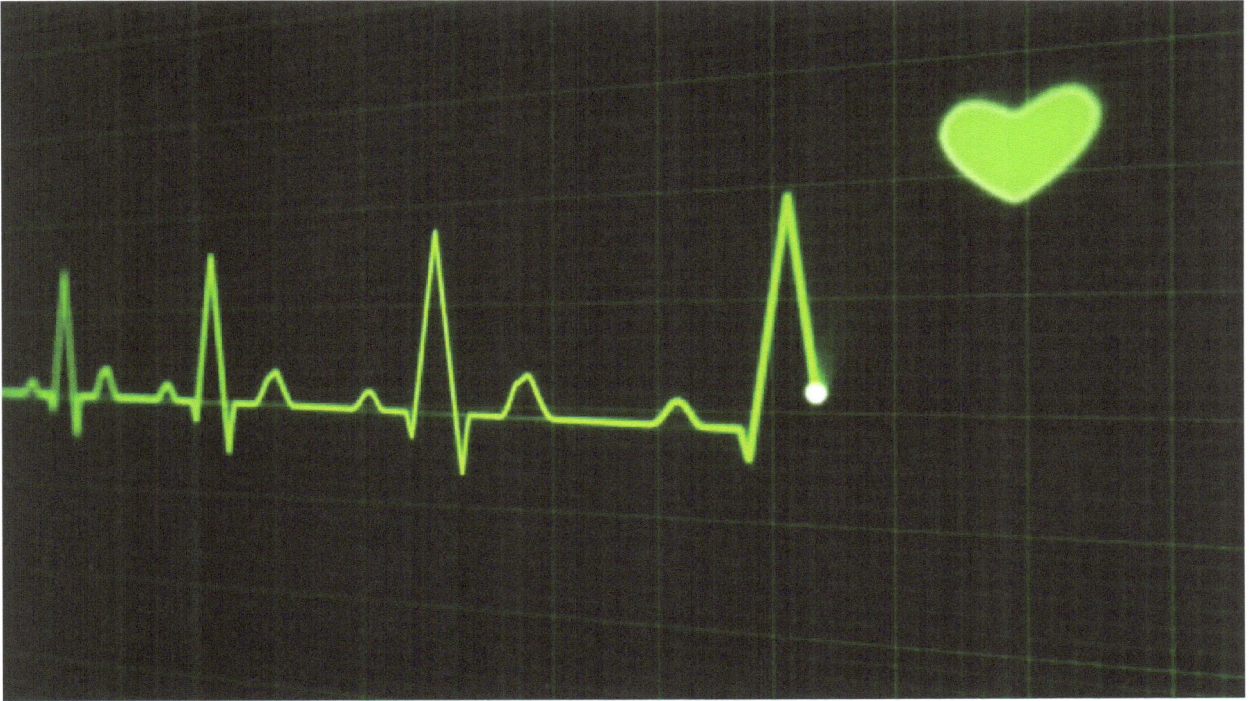

Médecine de fond

La naturopathie serait tout ce qui contribue à l'état naturel de santé de l'être humain dans toutes ses dimensions et faut-il le rappeler, pas seulement le corps physique.

La pratique de la naturopathie repose sur 3 points :

- Une éducation à la santé personnelle
- La responsabilisation de sa santé, le bien le plus précieux de l'individu
- L'accès à une information claire et loyale de la part d'un thérapeute

La naturopathie veille donc à apporter la santé en comprenant les besoins vitaux de l'organisme et en apportant les solutions naturelles à son bon fonctionnement.

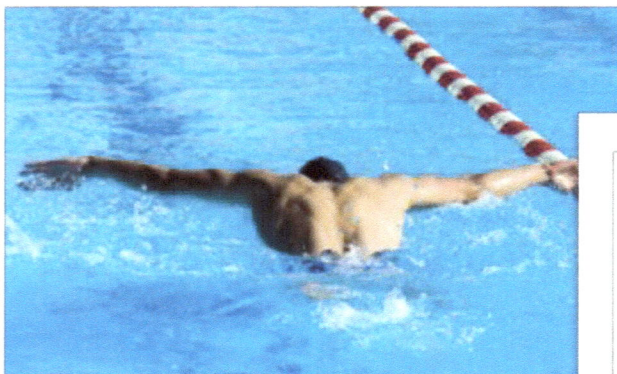

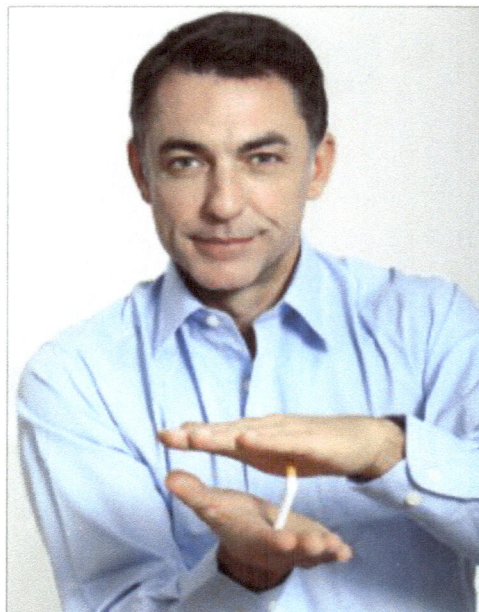

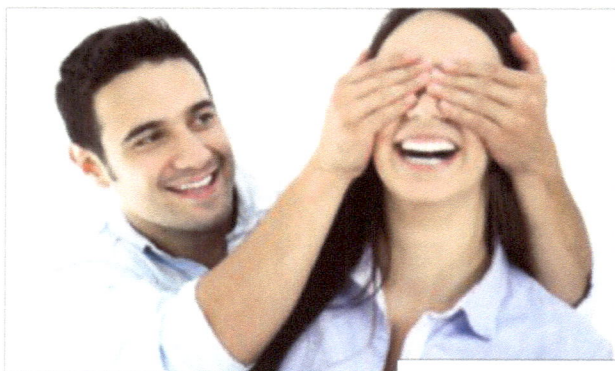

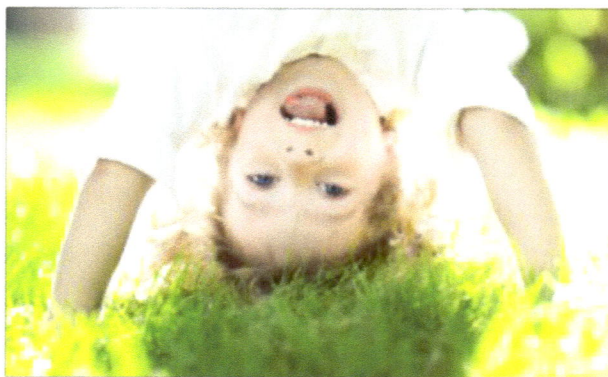

Les principes de la santé
... et l'allopathie

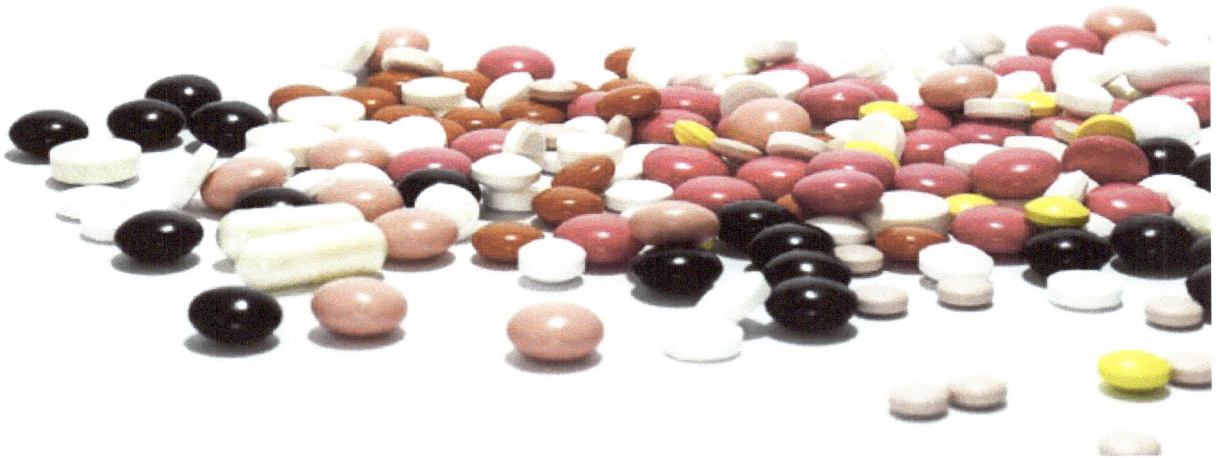

Médecine de forme

La définition moderne de la santé est toute différente de celle de la naturopathie.

Depuis les travaux de Louis Pasteur (1822-1895), mettant en évidence l'existence des infections microbiennes comme cause des maladies, la santé est devenue, dans la pensée collective, une lutte contre la maladie, les microbes, les infections…

Les laboratoires pharmaceutiques fournissant les « armes » permettant d'éradiquer les vilains envahisseurs et les, soi-disant, symptômes inhérents à leurs présences.

On s'attaque donc de front aux symptômes qu'il faut faire disparaître coûte que coûte. C'est à grand renfort de médicaments et d'antibiotiques que l'on cherche à les éradiquer.

Quant à eux, à force de chercher à les combattre, les microbes sont devenus résistants, ils ont muté.

Aujourd'hui les infections nosocomiales tuent plus que les accidents de la route ce qui démontre bien les limites de la méthode pasteurienne.

Cette lutte est illusoire, car l'ennemi est mal identifié.

Nous ne pourrions pas vivre sans l'aide d'une multitude de bactéries saines et parfaitement indispensables au métabolisme; le microbiote intestinal.

Un excès d'hygiène se révèle contre producteur de santé; les bactéries de notre flore intestinale étant nécessaire à la dégradation des aliments, à la métabolisation des nutriments et à l'équilibre de notre système immunitaire.

Ce même système immunitaire, qui se doit d'être réactif face à l'invasion bactérienne ou virale, se trouve tué par les antibiotiques.

« Seul le corps a la faculté de se guérir »

Comment continuer à cautionner la pratique abusive du médicament puisqu'il ne guérit pas ?

Nous l'avons vu, pour guérir le corps a besoin que l'on s'intéresse à son fonctionnement de fond et non de forme.

Nous verrons au chapitre 3 ce qui rend véritablement malade l'organisme et dans les chapitres suivants, vous découvrirez les pistes menant à la guérison.

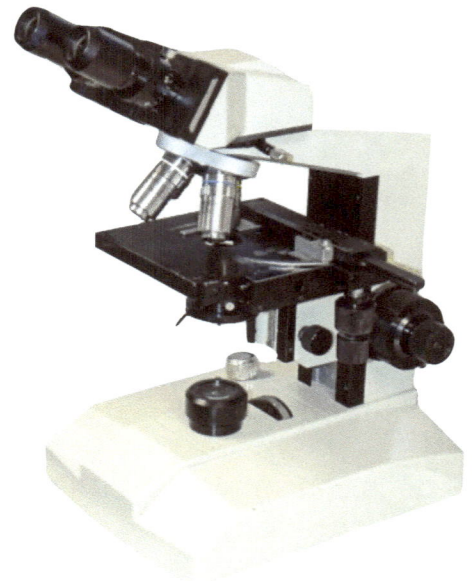

Les principes de la santé
... pour tous

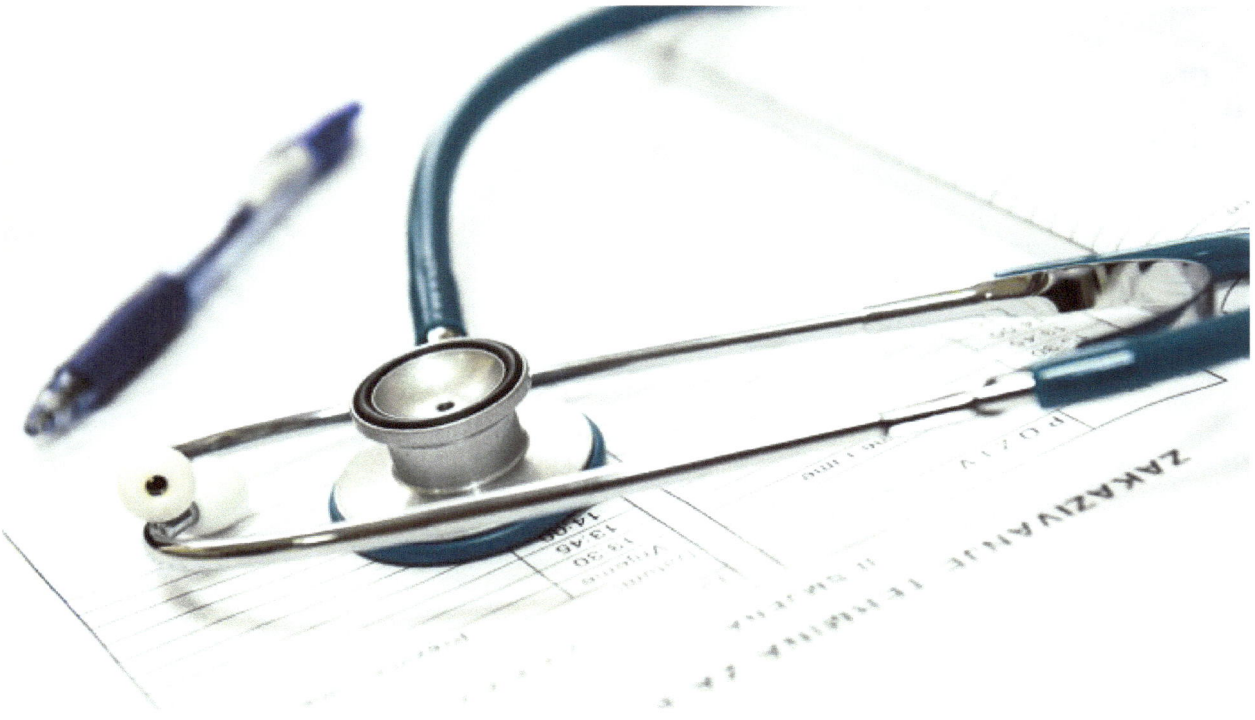

Plus fort ensemble !

Néanmoins, l'inefficacité des médicaments à résoudre les problèmes de fond ne remet pas en cause les progrès majeurs réalisés dans le domaine du diagnostic, du curatif et de l'urgence, bien au contraire.

Il est uniquement question ici du médicament s'adressant à l'effet et non à la cause.

Les nouvelles techniques chirurgicales très pointues sont vitales dans bon nombre d'accidents de santé.

Tout le monde s'accordera à dire que les analyses médicales en laboratoire et techniques de diagnostic sont remarquables.

Les principes de la santé
... et de la maladie

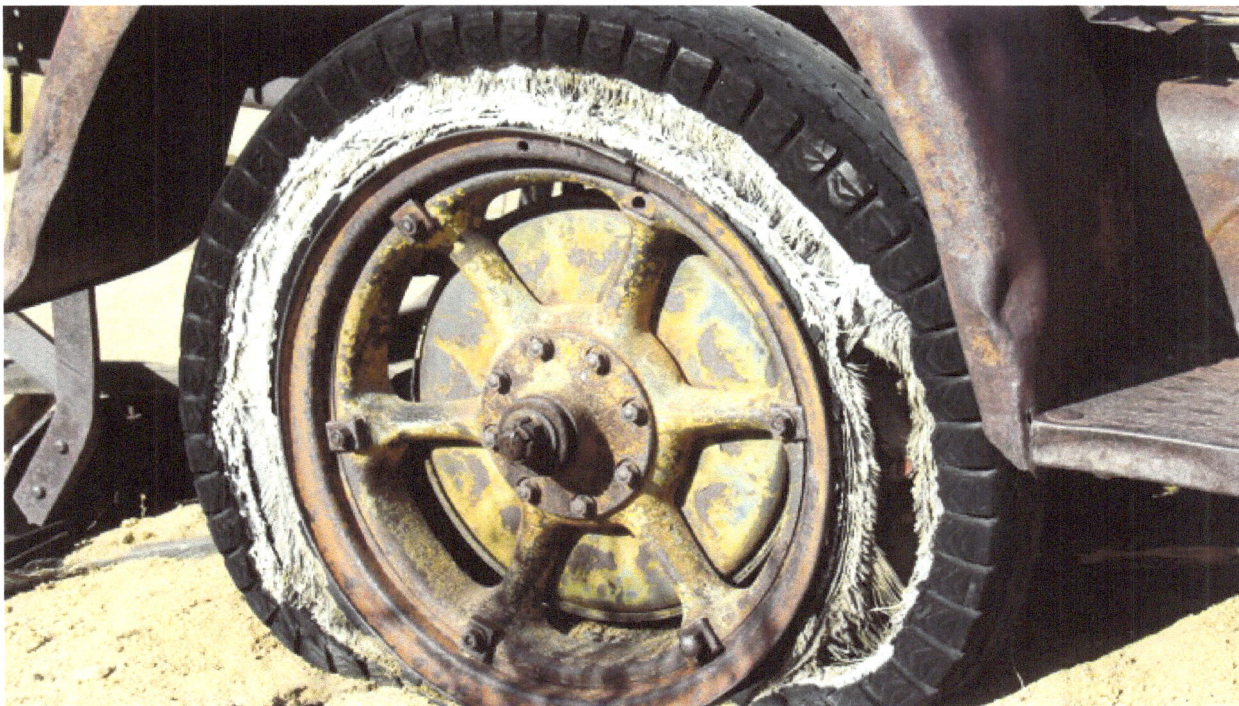

Son utilité ?

La maladie a-t-elle un sens, une fonction ?

Qu'est-ce que la maladie ?

La maladie, c'est le langage du corps, comme un signal pour nous aider à comprendre la cause profonde d'un mal et y remédier dans le fond.

C'est *« le mal à dire »*

C'est finalement une indication salutaire et nécessaire pour emprunter le chemin de la guérison.

Dès lors, masquer le symptôme c'est rendre invisible le témoin rouge clignotant sur le tableau de bord de notre corps.

C'est la panne assurée.

3

Le corps

*« L'Homme doit harmoniser
l'esprit et le corps. »*
HIPPOCRATE

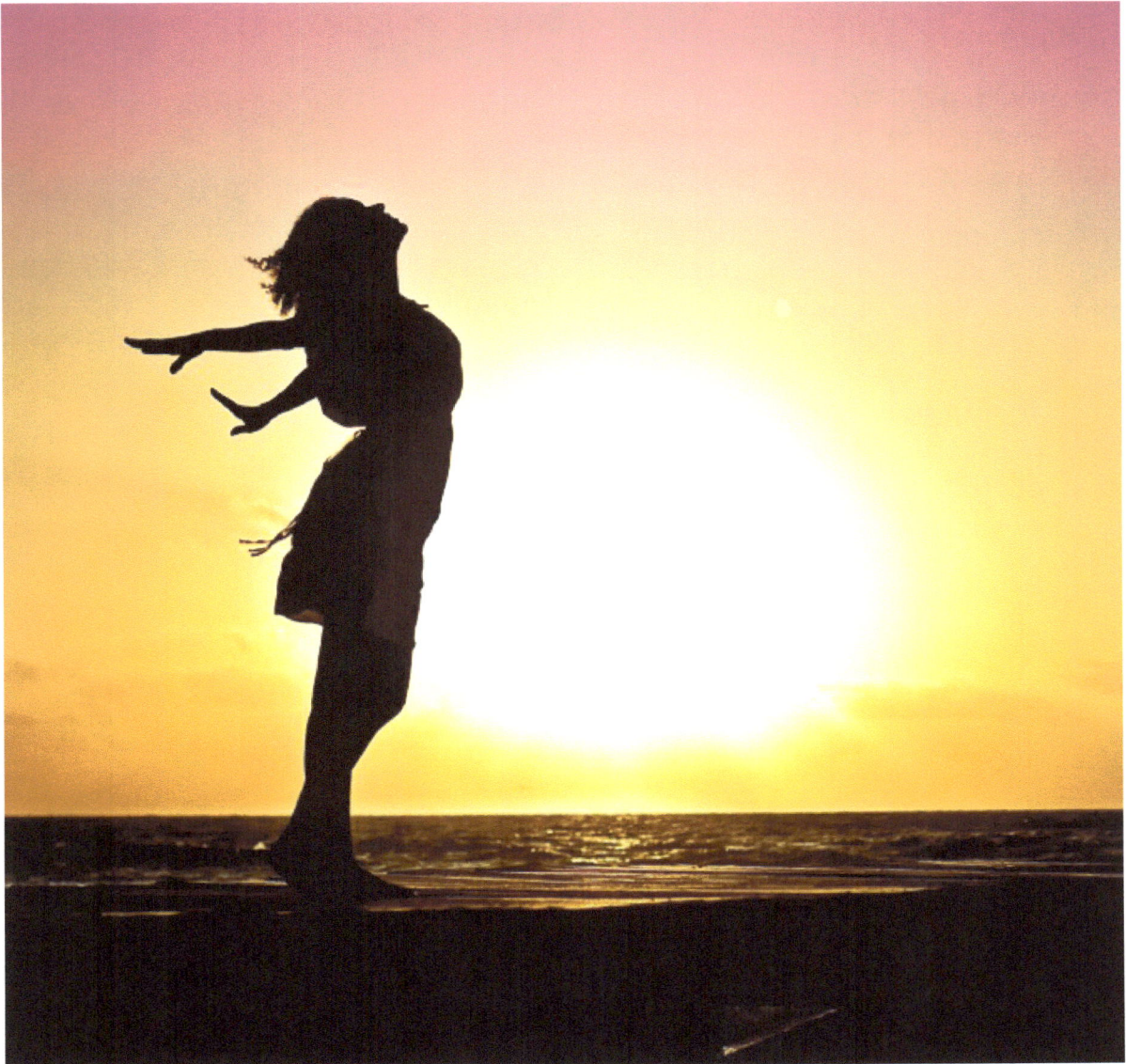

qu'est-ce qui rend malade le corps ?

Les véritables raisons qui rendent un corps malade ne sont pas seulement d'ordre mécanique, liées à des coups ou des traumatismes…

Les raisons sont pour la plupart physiologiques , par déficience fonctionnelle, par carences ou au contraire liée à des trop-pleins de toxines et déchets…

Prenons un exemple pour vulgariser ce raisonnement:

Lorsqu'une digestion se déroule mal, le corps ne pourra soutenir les efforts digestifs qui sont complexes et lents.

Il est fort à parier que la métabolisation (la récupération et la fixation des nutriments) ne se fera pas, mettant ainsi le corps en déficit nutritif.

En résumé, il devra travailler **sans rien recevoir.**

Nous verrons au chapitre 4 les causes pouvant perturber la digestion et la métabolisation nutritionnelle.

Malheureusement, dans nombre de problèmes de santé, il n'y a pas que la qualité de la digestion qui peut être en cause.

Nous pourrions parler également de la qualité des aliments ingérés, leurs compositions, additifs, colorants, conservateurs, productions, traitements, conservations et modes de cuissons…

À cela se rajoutera les causes extérieures et environnementales comme les pollutions atmosphériques, pollutions air & eau, traitements médicamenteux, tabagisme, drogues, alcools..

Les déclencheurs psychiques existent aussi et peuvent générer des troubles physiologiques…

On trouve alors les chocs psychoémotionnels, stress, insomnies,

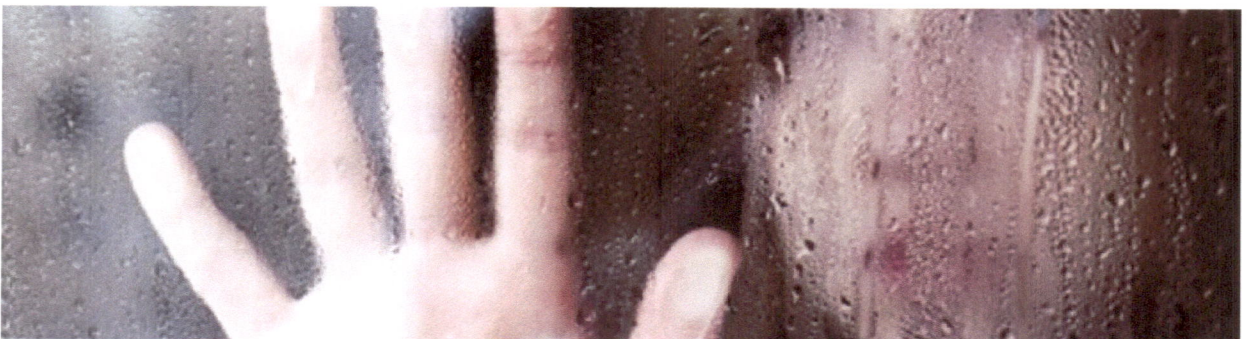

phobies…

Les actions nécessaires au corps

Le corps cherche à éliminer les causes d'encrassement métabolique, quelle que soit la cause de l'encrassement et à tous moments.

Que les causes soient alimentaires:
- Par une trop grosse consommation d'aliments (boulimie, gloutonnerie).
- Par un choix d'aliments polluants (excès de féculents, de protéines animales, d'aliments raffinés et/ou chimiques...)
- Par destruction des repas en associant mal les aliments entre eux.
- Par acidose alimentaire…
- Par surconsommation de fruits crus, de pesticides, de laitages (hormones bovines)…

Que les causes soient métaboliques:
- Par mauvaise évacuation des purines intestinales.
- Par trop-plein hormonal (sportifs, adolescents, troubles hormonaux...)
- Par production d'acides lactiques (sportifs)
- Par acidose cellulaire.

Toutes ces causes d'encrassement sont épuisantes au long terme pour l'organisme qui provoquera des signes afin de se faire entendre.

Signes que nous nommons: **symptômes.**

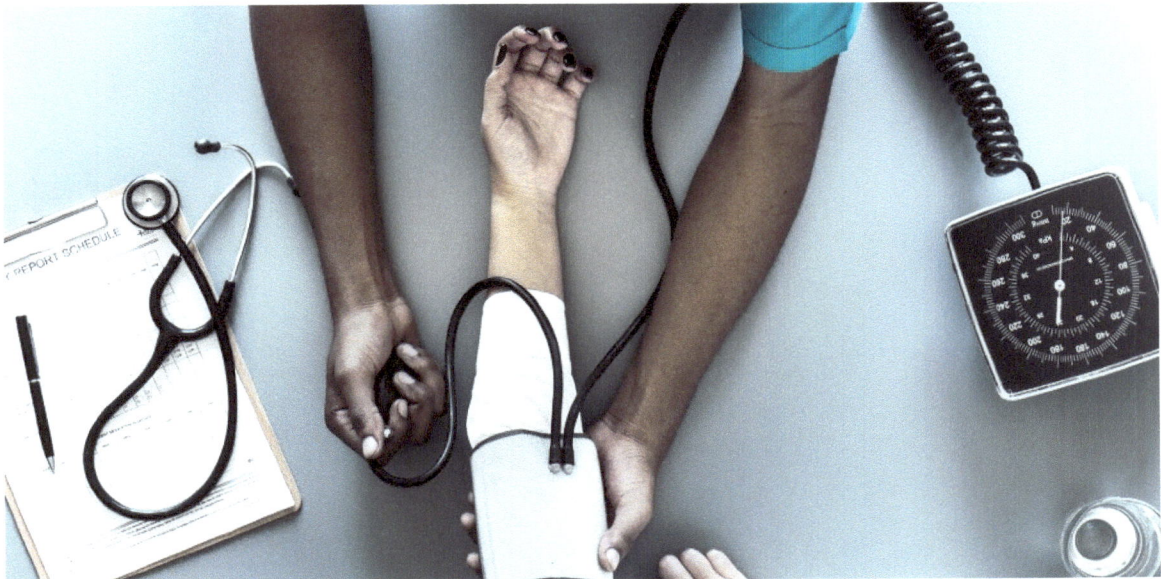

Le corps
... et son langage

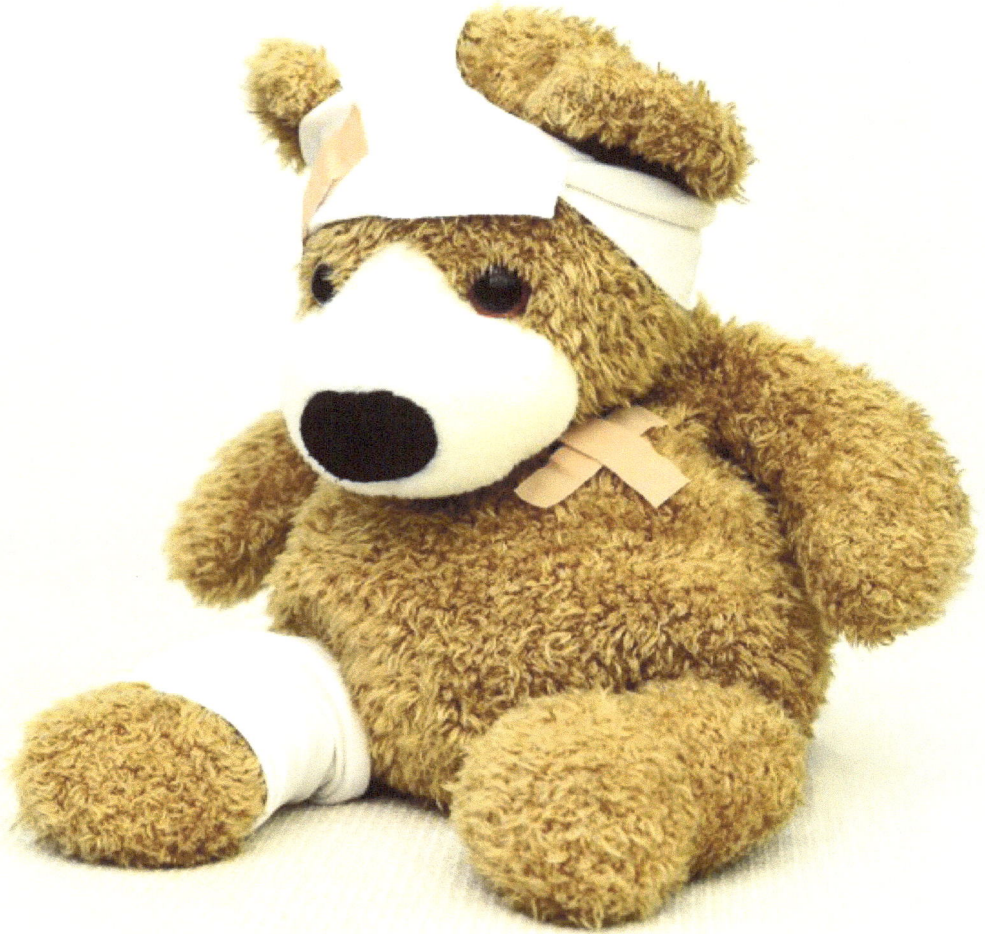

Communication corporelle

Lorsque la quantité de déchets absorbés (par l'alimentation) et produits in vivo (par la vie cellulaire) correspond aux capacités d'évacuation naturelles... le corps reste « propre ».

Ce qui permet un fonctionnement harmonieux de l'organisme: **un état de santé !**

A contrario, lorsque la quantité de déchets absorbés et/ou produits par l'organisme est supérieure aux capacités d'évacuation ... il y a accumulation ... surcharge... encrassement... et souvent... maladies.

Quand la quantité de ces déchets (ou toxines) devient trop importante, elle gêne le fonctionnement normal de l'organisme qui va essayer de s'en débarrasser en ouvrant « des voies d'évacuation de secours » : **les émonctoires.**

Nous possédons tous des émonctoires, mais selon que l'on soit un homme ou une femme, la quantité diffère.

Citons donc les émonctoires communs avant de tous les passer en revue ultérieurement.

Nos émonctoires communs sont le FOIE, les REINS, les INTESTINS, les POUMONS et la PEAU.

Pour exemple, dans une dermatose, c'est la peau qui « s'ouvre »... dans une bronchite, ce sont les poumons, etc. ...

Qu'est-ce que « Le transfert morbide » ?

En bloquant la maladie par une médication répressive localisée sur un émonctoire précis, nous supprimons ainsi les symptômes, mais nous obligeons l'organisme à garder en lui ces substances indésirables.

L'organisme se fatigue, se dévitalise et se dégrade de plus en plus ...

On passe du stade aigu au stade chronique...

Car en empêchant « l'expression » du premier émonctoire, le transfert de déchet se fera vers un deuxième émonctoire, provoquant un symptôme différent du premier.

Premier symptôme que l'on croit d'ailleurs « guéri »... à tort !

Nous voilà dans un face-à-face entre la force vitale que le corps va déployer pour se nettoyer et le seuil de tolérance toxinique de celui-ci.

C'est le processus de base de toutes maladies.

On provoque le « transfert morbide »

L'eczéma « guéri » devient l'asthme, qui lui même « guéri » devient la sinusite, etc.

Pour finalement, après des années de transfert, arriver au stade dangereux, car à chaque transfert l'encrassement du métabolisme augmente et sa fatigue également.

L'organisme finira par concentrer en un point les toxines qu'on lui interdit d'évacuer et développera la maladie en interne. Allant parfois jusqu'à la tumeur, le lymphome, la leucémie, le cancer…

Écouter et agir

Si au lieu de bloquer, on aide l'évacuation des toxines par le drainage du métabolisme, on ira vers un redressement de la situation et un retour à la santé…

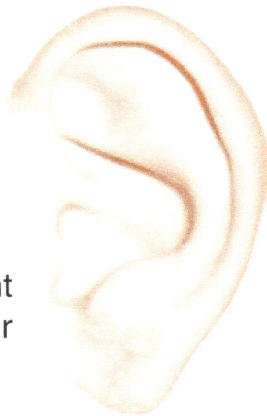

Le nettoyage du corps étant d'autant plus efficace si les précautions pour éviter d'encrasser ce métabolisme sont présentes.

Nous verrons au chapitre 4 l'importance de l'équilibre alimentaire en ce domaine.

Ici ou là ?

Vous pourriez penser qu'il y a un facteur hasardeux à voir telle toxine être évacuée vers tel organe et provocant ainsi tel symptôme…

Or pas du tout !

C'est la génétique de la personne qui dictera le « plan de route » des toxines et donc des symptômes…

Et en fait pas uniquement la génétique personnelle d'un individu…

Cela dépend du **Terrain d'une personne.**

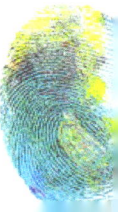

Le corps
... et sa génétique

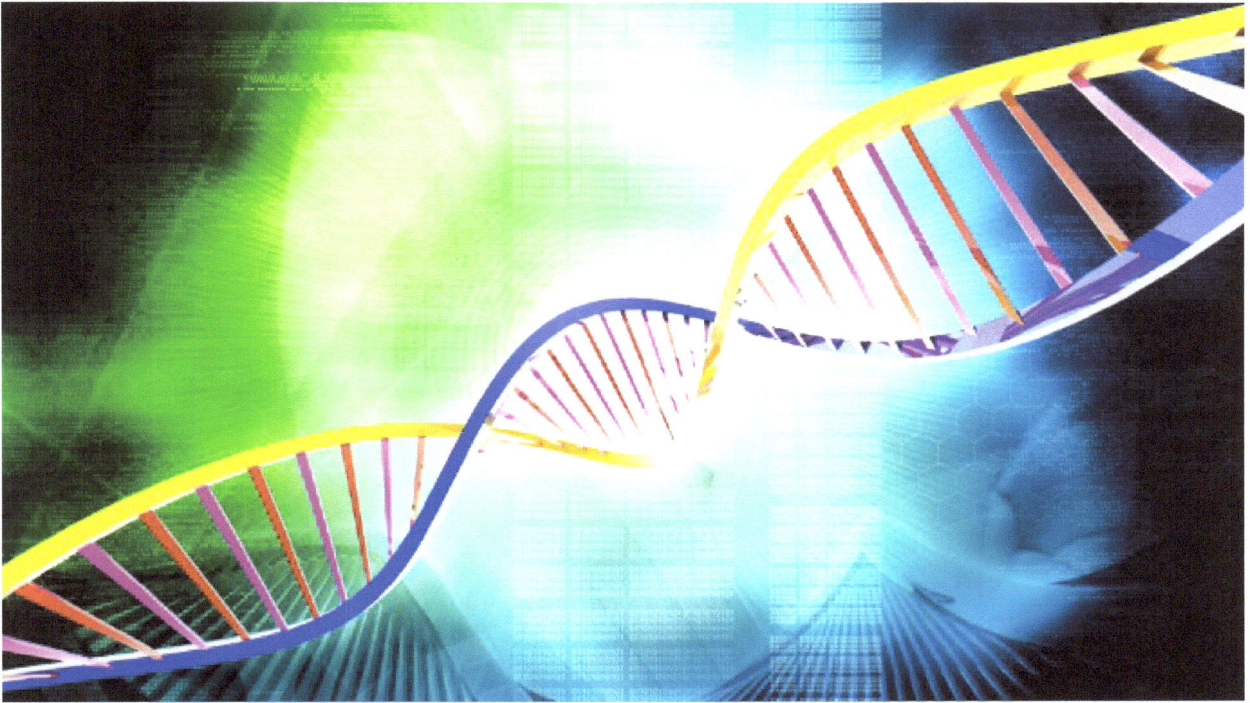

Le terrain

Il est factuel de constater que, si une épidémie virale se répand au sein d'une communauté, certains individus contracteront le virus et développeront la maladie alors que d'autres deviendront porteur sain du virus.

Le virus étant combattu par les défenses immunitaires, les anticorps seront produits et la maladie ne se développera pas.

Ce constat dépend de l'état de vitalité inné de l'individu; **son Terrain**.

« Le microbe n'est rien, le terrain est tout. »
Pr Claude BERNARD

Le terrain est la somme des particularités définissant les forces et faiblesses d'un individu, tant au niveau de sa sphère corporelle que dans ses sphères intellectuelle, émotionnelle et spirituelle.

Ce terrain, d'une alchimie complexe, se construit dès notre conception et évolue sous l'influence de notre hygiène de vie, de nos rythmes de sommeil, des événements vécus et de la gestion que nous en faisons…

Une alchimie dont nous n'avons pas toujours conscience à moins de bien nous connaître et de définir notre cadre évolutif.

C'est donc la somme d'éléments renforçants ou affaiblissants qui définira notre faculté à « tomber » malade ou au contraire à rentrer en résistance face à une agression extérieure.

Le mode de pensée, l'entretien et la résistance de notre corps, l'équilibre de nos émotions, la projection dans notre univers sont autant de paramètres qui définiront ce cadre.

Mais le terrain est avant tout constitué de deux grands facteurs.
- Le premier facteur est ce qui est **inné.**
- Le deuxième facteur est ce qui est **acquis.**

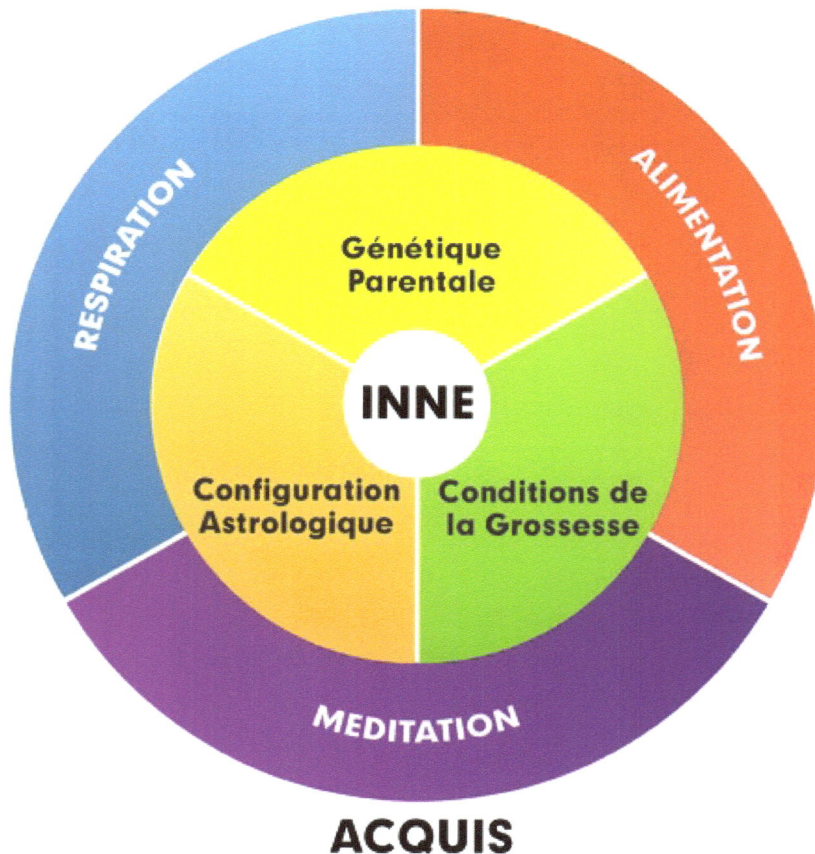

Au commencement... ce qui est inné

La naturopathie considère que notre terrain inné se construit sous l'influence de 3 facteurs.

1er TIERS:
Les conditions de la grossesse.

Du stade de l'embryon à la naissance, les conditions de la grossesse teintent le patrimoine du futur adulte.

Quelle était l'hygiène de vie de la mère durant la grossesse ?

Son alimentation certes, mais aussi son rythme de vie, ses conditions de travail, son sommeil, ses états mentaux et émotionnels...
Car ce seront autant d'éléments influençant le devenir du foetus.

Les carences nutritionnelles et l'état psychique pouvant être transmis totalement à l'enfant en pleine construction, il est vital de soutenir au mieux ces équilibres durant toute la grossesse.

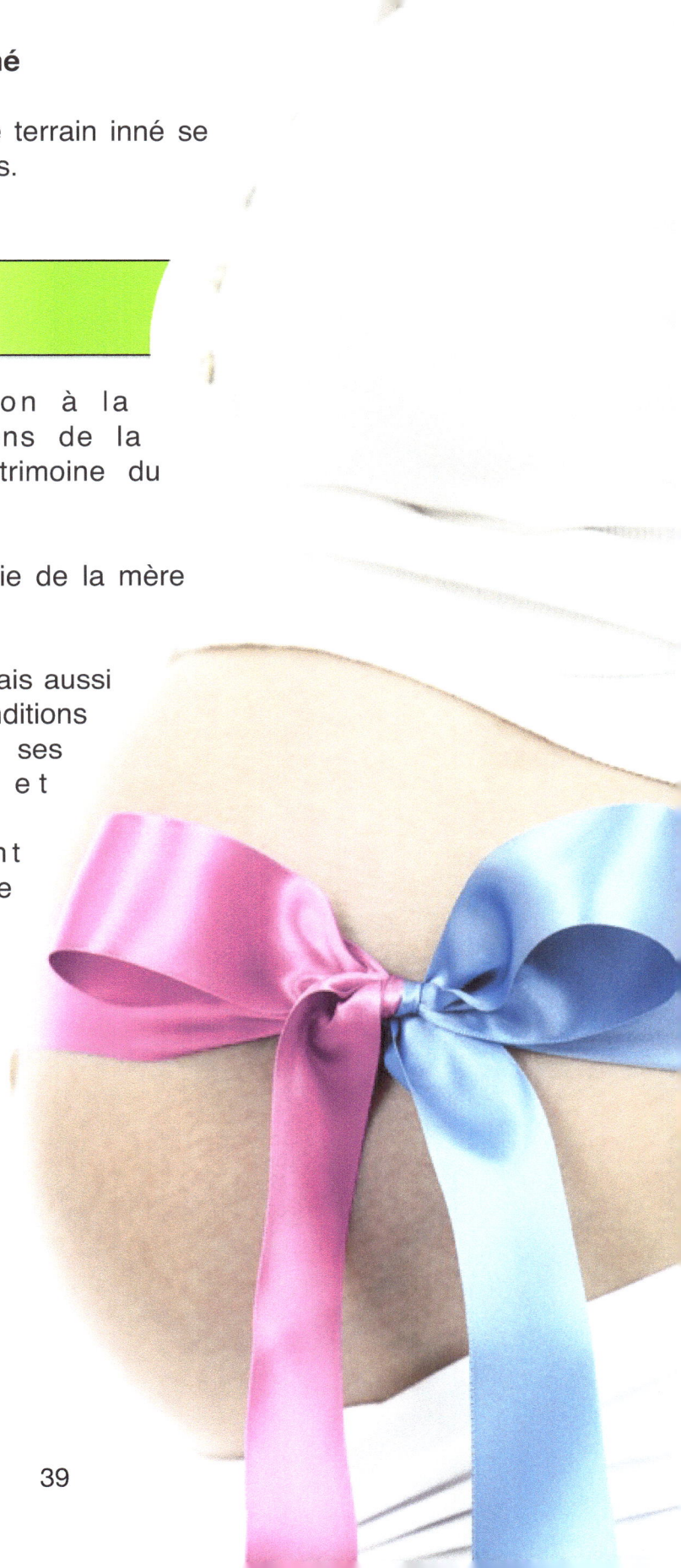

2eme TIERS:
La génétique des deux parents.

L'héritage génétique d'un individu ne se définit pas seulement par l'ADN transmis de ses deux parents, mais également par les générations antérieures.

Les grands-parents maternels et paternels transmettant, eux aussi, leurs patrimoines génétiques, c'est sur des centaines de facteurs positifs et négatifs que le génome d'une personne se programmera.

Imaginons qu'antérieurement, trois générations filiales sont porteuses d'infections chroniques des voies respiratoires, cela aura pour effet de transmettre ce bagage génétique à la dernière génération.

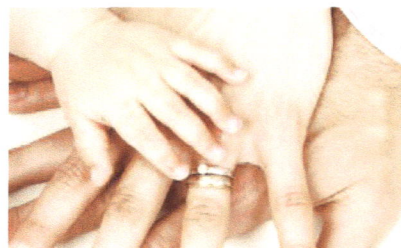

3eme TIERS:
La configuration des astres à l'instant de la naissance.

Depuis toujours, au travers des âges, les médecines holistiques ont estimé que l'influence astrologique sur l'Homme ne pouvait être contestée, tant au niveau de sa destinée (prédiction astrologique), que sur sa psychologie et émotivité (thème astrologique natal) et que sur sa santé physique.

Il serait aisé de balayer ces influences appartenant, pour certains, à un raisonnement archaïque, voire arriéré.

Toutefois, la science s'est penchée sur cette hypothèse d'influences.

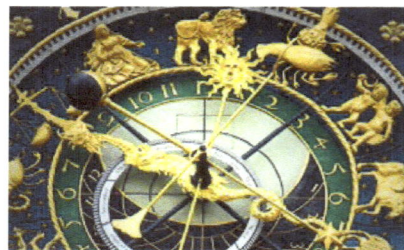

Le 9 septembre 2008, dans la revue scientifique « Current Biology », le Dr Russell G.Foster (neuroscientifique) et le Dr Till Roenneberg (chronobiologiste et psychologue) publient une étude scientifique démontrant les influences du mois de naissance sur l'état de santé d'un individu. En fonction de la date de naissance d'une personne, elle serait donc plus exposée à certaines maladies.

Au quotidien... ce qui est acquis.

Une fois le terrain inné construit, il s'entretient, ou au contraire se détériore, en fonction de notre hygiène de vie quotidienne, c'est le terrain acquis.

Comment définir une bonne hygiène de vie?

Elle se compose de trois facteurs acquis; trois autres tiers complétant les trois facteurs acquis.

**1er TIERS:
La respiration**

La respiration apporte la détente aux quatre consciences.

Un souffle maîtrisé et ample oxygénera les cellules; empêchant ainsi son oxydation et son vieillissement prématuré, détendra les muscles, apaisera le mental, préparera le sommeil nocturne ou au contraire dynamisera l'organisme comme dans le cas d'une activité sportive. Une synchronisation consciente de notre mental à la respiration nous reconnecte à nos cycles naturels et système ortho et parasympathique, apportant ainsi un apaisement aussi bien des pensées que des émotions.

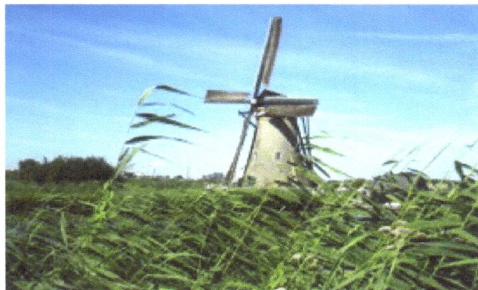

**2eme TIERS:
La méditation**

La méditation apporte le positionnement de l'individu vis-à-vis de ces trois dimensions immatérielles à savoir sa conscience intellectuelle , sa conscience émotionnelle et sa conscience spirituelle.

C'est lors d'un travail méditatif que ses positions psychologique et émotionnelle se renforcent. Comprenant ce qu'il ressent, l'individu saura définir ses forces, ses faiblesses, mais surtout ses objectifs de vie.   L'être nouveau saura devenir quelqu'un de meilleur, plus en phase avec ses convictions profondes; intellectuelle, émotionnelle, philosophique et spirituelle.

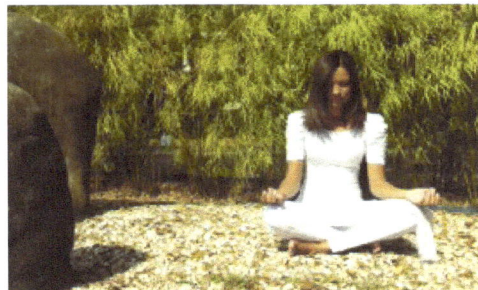

L'alimentation quotidienne apporte les nutriments à l'organisme, mais également la notion de plaisir gustatif, de partage sociétal (lors de repas commun et d'invitation).

C'est sur ces trois facteurs que tout à chacun peut influencer sa santé et sa vitalité en prenant les bonnes décisions. Le levier le plus évident à maîtriser étant l'alimentation.

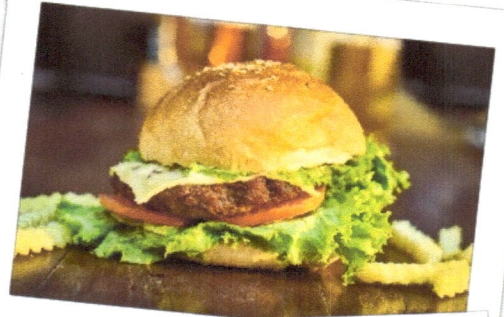

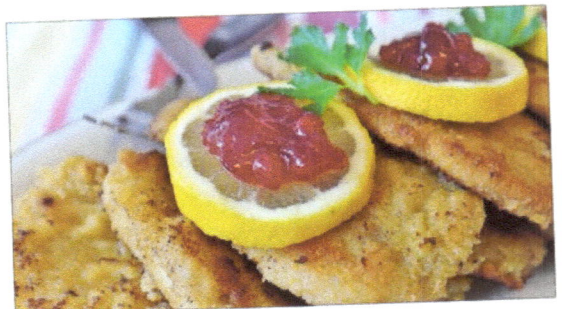

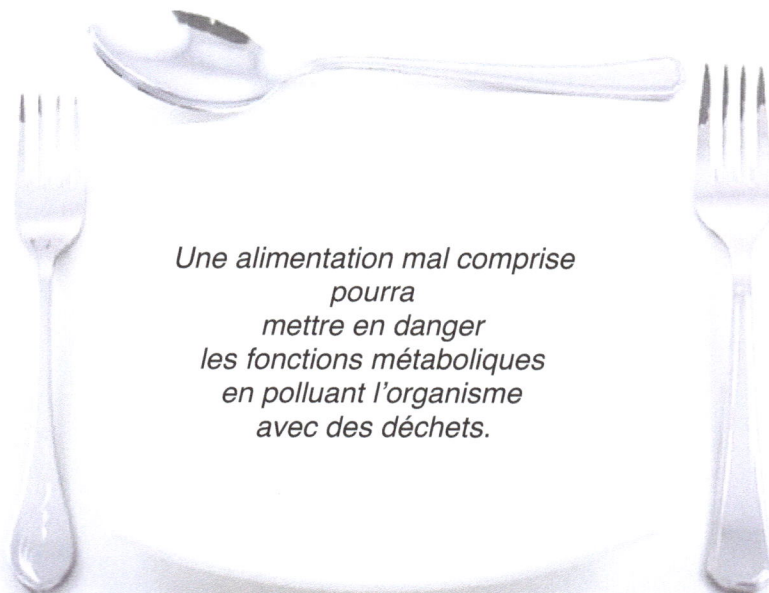

Une alimentation mal comprise pourra
mettre en danger
les fonctions métaboliques
en polluant l'organisme
avec des déchets.

Le corps
... et ses déchets

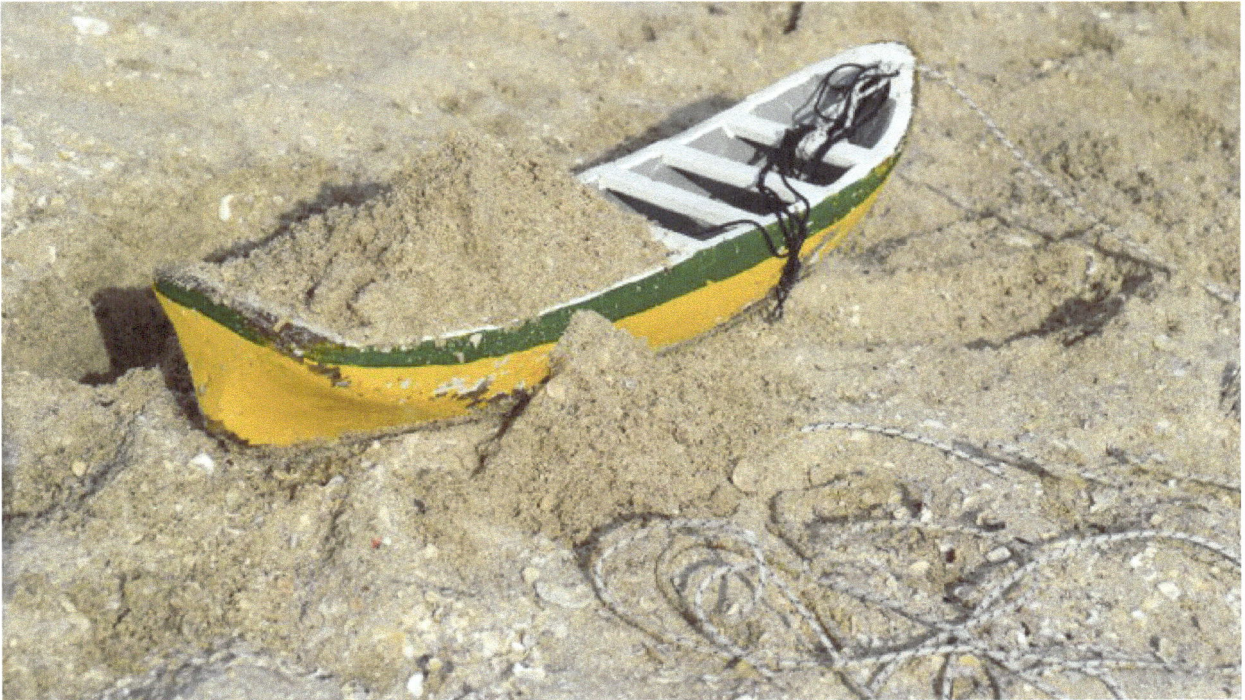

Colles et cristaux

Le corps produit quotidiennement des déchets métaboliques.

Que ce soit les sucs gastriques neutralisés, les cellules mortes, les toxines, les globules rouges tarés ... tous ces déchets sont éliminés par nos purges naturelles les selles, l'urine, la sueur, le gaz carbonique, les suintements des muqueuses.

Leurs voies d'élimination se feront en fonction de leurs natures moléculaires.

Dans ce domaine, les déchets se classent en deux classifications. Essayons de comprendre mieux les 2 types de déchets qui existent dans l'organisme:

les cristaux et les colles.

Les cristaux

Les cristaux ou surcharges cristalloïdes sont des déchets dont la structure moléculaire cristalline les rend solubles dans l'eau ou les liquides, et qui sont éliminés par les reins (sous forme d'urine) et les glandes sudoripares (sous forme de sueur).

Lorsqu'ils deviennent concentrés et abondants, leur structure individuelle s'agglutine et se fossilise pour devenir dure et blessante comme de véritables cristaux.

Dans les présymptômes ont trouvera par exemple des impressions de sable dans les yeux le matin, les articulations qui craquent à la montée d'escaliers …

S'ils s'accumulent dans l'organisme, ils créeront des problèmes de santé plus grave et souvent des maladies particulièrement douloureuses.

Dans ces maladies très localisées, sans aucune suppuration ni aucun catarrhe, on trouvera notamment les rhumatismes aigus et chroniques, la sciatique, les calculs au niveau des reins, la névrite, la néphrite, l'eczéma sec…

Ces cristaux sont des résidus métaboliques issus des protéines et d'une alimentation trop riche en protéines animales. L'acide urique et l'urée proviennent parfois d'un excès en aliments acides (mauvais glucides raffinés).

La thérapeutique appropriée sera :

- D'appliquer les lois d'association alimentaire (chapitre 4).

- De corriger le régime alimentaire contenant l'excès de protéines.

- De stimuler les émonctoires spécifiques à l'élimination des cristaux à savoir les reins, les poumons et les glandes sudoripares.

- De consommer des liquides qui vont dissoudre les cristaux.

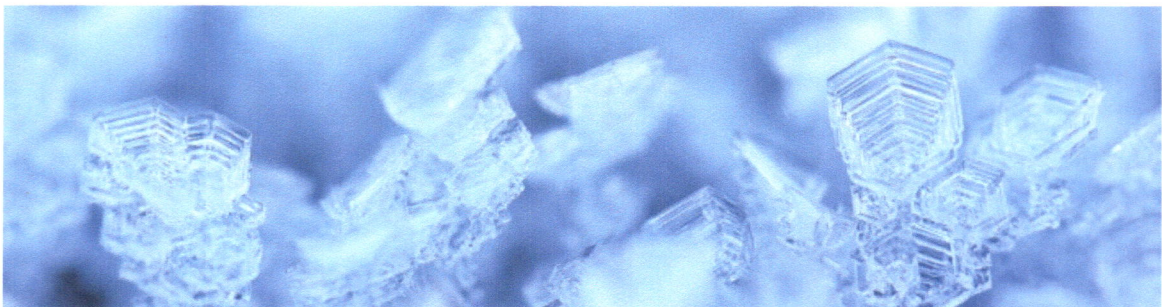

Les colles

Les surcharges colloïdales au contraire des cristaux ne sont pas solubles dans l'eau et les liquides.

Le foie, les intestins et la peau (par le biais des glandes sébacées) sont les organes d'élimination des colles (ou déchets muqueux).

Une quantité excessive de colles dans l'organisme produira des glaires, des matières visqueuses, des catarrhes, favorisera l'hémogliase (épaississement du sang) et la lymphogliase (épaississement de la lymphe).

Si nous sommes en présence d'un blocage des émonctoires, les voies respiratoires vont prendre le relais en sécrétant du mucus, des glaires, des crachats, une angine, une otite, un rhume pour évacuer le surplus toxinique.

Les maladies colloïdales ne sont pas douloureuses, ce sont des maladies dites «coulantes», on retrouve les bronchites, les sinusites, l'asthme par complication, les catarrhes de la peau, l'acné, les catarrhes de l'utérus , des voies digestives …

Les colles proviennent d'une alimentation trop riche en glucides comme le pain, les pâtes, les céréales raffinées.

L'excès de lipides produit également des colles. Dans les lipides produisant des déchets on trouvera surtout les graisses à cuire, la mayonnaise, la graisse de coco et saindoux, mais également les oléagineux comme les cacahuètes, noix de cajou…

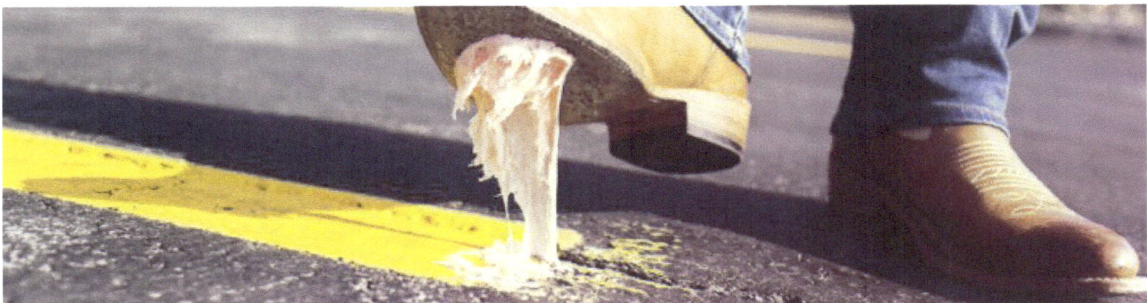

La thérapeutique appropriée sera :

- D'appliquer les lois d'association alimentaire (chapitre 4).
- De diminuer la consommation de produits raffinés.
- De libérer le foie, les intestins et les glandes sébacées par la stimulation des émonctoires adéquats.
- D'assécher l'organisme en diminuant les quantités de liquide, car les colles s'accumulant dans la lymphe sont non hydrosolubles. Ainsi en buvant peu pendant quelques jours, l'organisme est obligé de puiser dans cette lymphe pour maintenir un volume sanguin normal.

Les colles seront moins en circulation, elles vont s'épuiser en quantité et seront transportées par la lymphe pour passer dans le sang et seront ainsi éliminées.

Ce sera **les émonctoires** qui se chargeront de cette tâche.

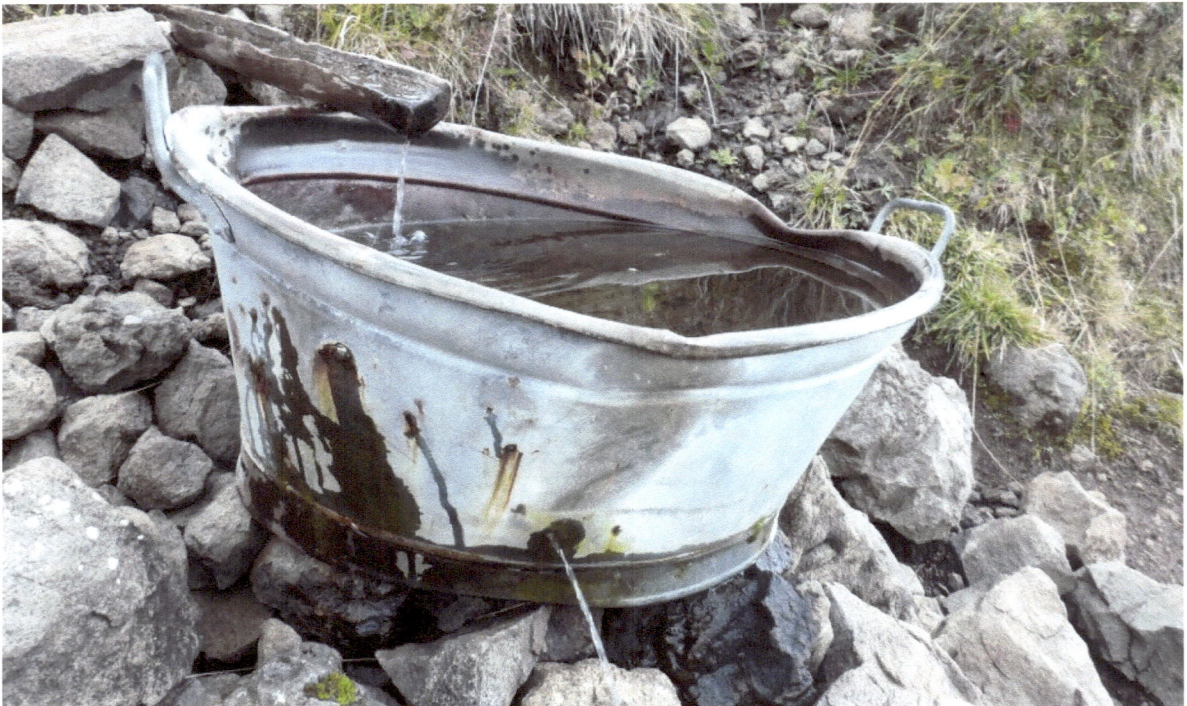

Le corps
... et ses émonctoires

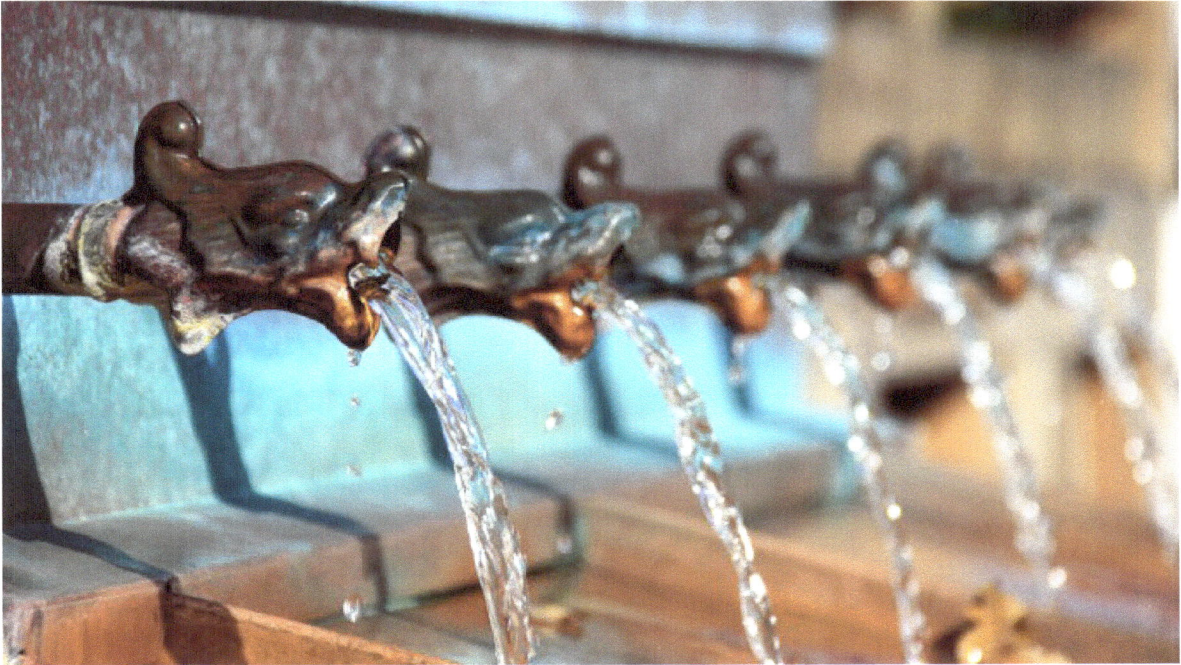

Veiller à la pureté

Les voies d'élimination des déchets du corps humain s'appellent les émonctoires.
Au nombre de quatre, on y trouve le foie, les intestins, les reins et la peau (et les
muqueuses). Ils sont répartis en deux catégories, en fonction de leurs capacités
d'élimination:

- Les émonctoires centrifuges
- Les émonctoires centripètes

À noter des différences importantes selon les fonctions métaboliques de chacun…
En effet, même si la peau est l'organe le plus imposant par son poids et sa
superficie, c'est bien le foie qui reste le plus important par ses fonctions
métaboliques, immédiatement suivi des intestins.
Chaque émonctoire a pour fonction d'éliminer un certain type de déchet et/ou de
métaboliser les nutriments, mais également des fonctions de transformation.

Émonctoires centrifuges

Lorsque l'organisme véhicule ses déchets vers les principaux émonctoires d'élimination, on parle d'élimination **CENTRIFUGE**.

Par ce terme, on définit une évacuation se faisant d'un organe interne vers une « porte » menant à l'extérieur du corps.

En somme par centrifuge on entend: « de l'intérieur vers l'extérieur »

Les émonctoires centrifuges sont:
- Le **foie** qui détoxine par la **bile**
- Les **intestins** qui produisent les **selles**
- Les **reins** qui éliminent l'**urine**

Schéma d'élimination des toxines vers l'extérieur du corps par les émonctoires Centrifuges.

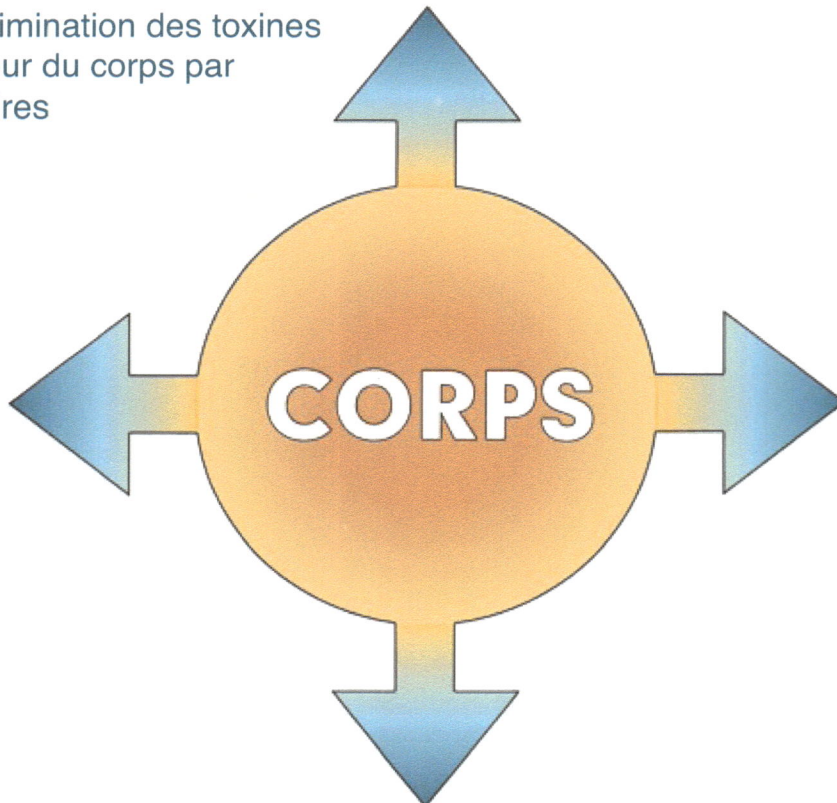

CORPS

Le foie:

Le foie est un organe abdominal des vertébrés qui assure trois fonctions vitales : une fonction d'épuration, une fonction de synthèse et une fonction de stockage.

Chez l'humain, il est impair et asymétrique.
C'est le plus volumineux des viscères humains (deux pour cent du poids corporel, soit une moyenne de 1 500 grammes) et l'organe du corps humain qui effectue le plus grand nombre de transformations chimiques.

Le foie contient continuellement 1 litre de sang qu'il peut être amené à libérer en cas d'hémorragie trop importante mettant en danger l'organisme. Il contient également 1/5ème de litre de bile. Le foie passe, en 24h, 2 400 à 2 500 litres de sang soit environ 100 litres par heure.

Le foie ne contenant aucun nerf, on ne peut pas avoir « mal au foie » comme certaines personnes aiment à le dire.

Lorsque cette impression est néanmoins présente, ce sont les voies biliaires (qui elles sont fortement innervées) qui provoquent ce malaise.

Les fonctions hépatiques en bref:

1. Fabrication
(cholestérol, glucose, triglycérides, créatine...)
2. Régulation
(anticoagulation, phagocytage..)
3. Élimination
(filtrage, élimination de colle...)
4. Stockage
(sucre...)
5. Transformation
(cycle de Cori, protéines, alcool en glucose...)
6. Détoxication
(Chimie, tabac, drogues, déchets métaboliques...)
7. Anti-inflammatoire
(CRP...)

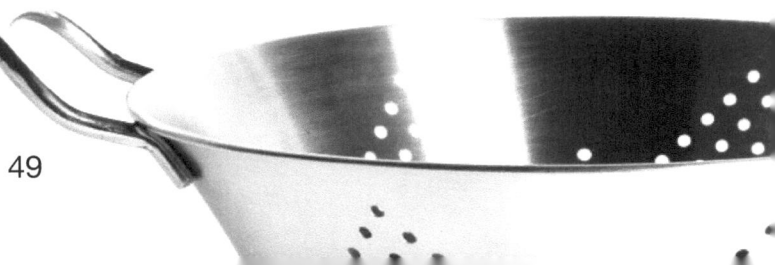

Les intestins:

Le terme « les intestins », répond en réalité à l'appareil digestif dans son ensemble, ensemble que l'on nomme, tube digestif.

Le tube digestif s'étendant de la bouche, et sa fonction de mastication, à l'anus, et sa fonction d'expulsion, les intestins sont indissociables de chaque action digestive.

Outre sa fonction métabolique (comburation des aliments pour les rendre assimilables), le tube digestif possède une importante fonction émonctorielle au travers des actions de la salive, du foie, des voies biliaires et des intestins proprement dits.

Du point de vue anatomique, les intestins se composent de l'intestin grêle (lui-même composé du duodénum, du jéjunum et de l'iléon) et du gros intestin (comprenant le caecum, le colon et le rectum). L'ensemble de ce système mesure environ 7 mètres.

La constitution des tissus qui composent les villosités de l'intestin permet d'observer l'importance des vaisseaux chylifères à cet endroit. Ces vaisseaux convergent vers la « citerne de Pecquet », suivie du « canal thoracique », lequel est destiné à brasser un élément porteur de tous les déchets cellulaires et tissulaires de l'organisme : la lymphe.

Cette lymphe circulante, que l'on appelle vulgairement « sang blanc » (et que l'on peut observer en perçant la cloque d'une brûlure ou d'une ampoule !), représente environ le 1/3 du poids du corps, ce qui est considérable...

Lymphe et sang sont entièrement épurés par le foie et l'intestin, d'où la véritable primauté des intestins et du foie en matière de drainage émonctoriel.

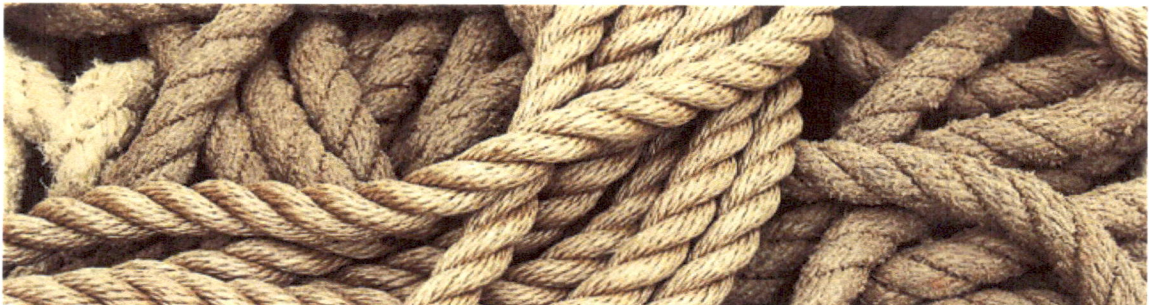

De plus, il est connu que tous les mécanismes immunologiques se développent au niveau de cette lymphe intestinale, ce qui explique l'origine de très nombreuses maladies constitutionnelles (eczéma, asthme, allergies, rhumatismes dégénératifs...) ou acquises.

Il faut enfin savoir que le collecteur toxinique, c'est-à-dire le côlon (gros intestin de 1m 60 de longueur) fait l'objet de fermentations et de putréfactions qui sont à l'origine de très nombreuses maladies, d'où l'intérêt majeur de surveiller le bon fonctionnement colique, et de le dépurer régulièrement.

La motricité des intestins est assurée par son fonctionnement propre lorsque le bol alimentaire (chyle), progressivement digéré, poussera les bols précédents.

Dans les cas de constipation chronique, il est courant de trouver un mode de vie ou une profession plutôt sédentaire. La constipation devant alors son existence à l'absence de mouvements péristaltiques qui suffiraient pourtant à dynamiser la digestion intestinale.

La pratique d'une activité sportive régulière pouvant apporter cette dynamique, elle est conseillée dans les cas de constipation chronique.

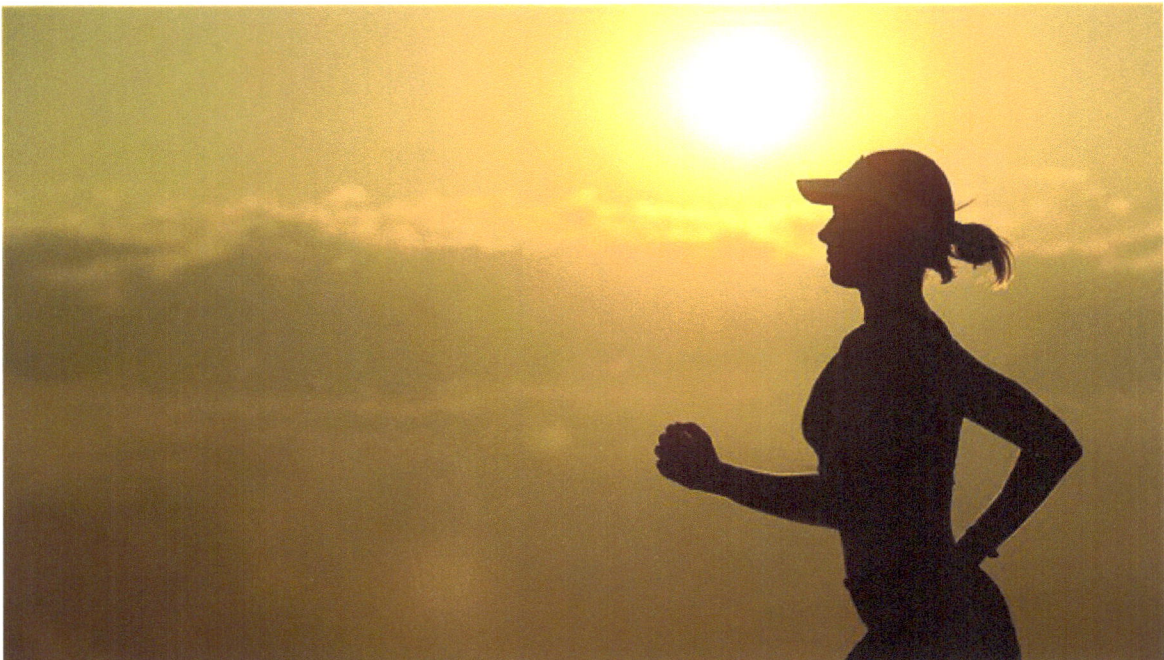

Les reins:

Sont constitués d'un appareil très élaboré de filtration auquel se rattache la fonction génitale (on parle généralement d'appareil uro-génital).

Les reins sont des organes sécrétoires en forme de haricot, de 12 cm sur 6 cm et pesants 150 gr environ. Les deux reins sont situés de part et d'autre de la colonne vertébrale sous les dernières côtes.

Chaque rein est coiffé d'une glande endocrine importante appelée glande surrénale.

La fonction rénale est chargée d'éliminer rapidement dans l'urine les déchets et les substances toxiques déversés dans le sang par les organes et tissus au terme de leur travail.

De structure compliquée, le rein comprend un parenchyme rénal formé de centaines de milliers de tubes microscopiques appelés « néphrons » dont la longueur développée avoisine les 2 kilomètres ! Ces tubes urinifères se déversent dans la « cavité rénale » formée des « calices » qui collectent l'urine dans le « bassinet », lequel se prolonge par « l'uretère » qui va se jeter dans la vessie.

Le nombre normal de mictions (= action d'uriner) est en moyenne de 5 par jour.

L'urine est composée à 95 % d'eau (issue des 15 litres de sang filtrés quotidiennement pour engendrer 1,5 litre d'urine) et de 5 % de substances toxiques : électrolytes (chlore, sodium, potassium, bicarbonate...) pigments hépatobiliaires (urobiline ...), des dérivés du métabolisme des protides : urée, ammoniaque, et des poisons accidentels tels que les médicaments, conservateurs alimentaires…

Dans certaines maladies, on peut observer des substances anormales dans les urines telles que sucre (diabète), protéines : albumine, sang, etc.

En Naturopathie, la fonction urinaire est considérée comme spécialisée dans l'élimination des déchets de type « cristaux ».

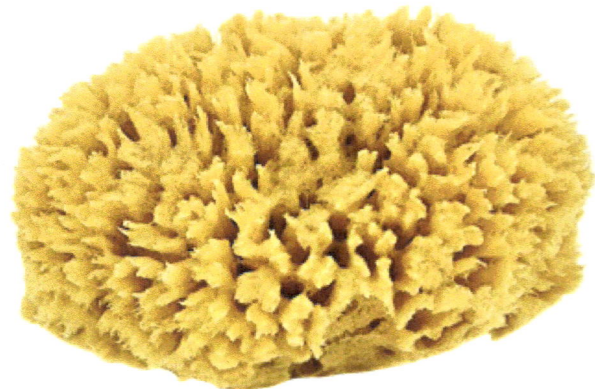

La pureté primordiale !

Émonctoires centripètes

Lorsque l'organisme n'arrive pas à éliminer ses déchets vers les émonctoires centrifuges, il tentera de le faire par des voies de secours:

les émonctoires CENTRIPÈTES

Par centripète on entend : « de l'intérieur vers l'intérieur ».

La fonction des émonctoires centripètes est en quelque sorte d'offrir à l'organisme la possibilité de se soulager temporairement de ses déchets dans le cas où les émonctoires centrifuges ne fonctionneraient pas correctement.

Les toxines sont envoyées dans ce système de secours en fonction de critères toxiniques et génétiques complexes. L'hygiène de vie de l'individu influençant énormément sur ces critères, il est difficile de prédire les « choix » que le corps exécutera.

Schéma d'élimination des toxines vers l'intérieur du corps par les émonctoires Centripètes.

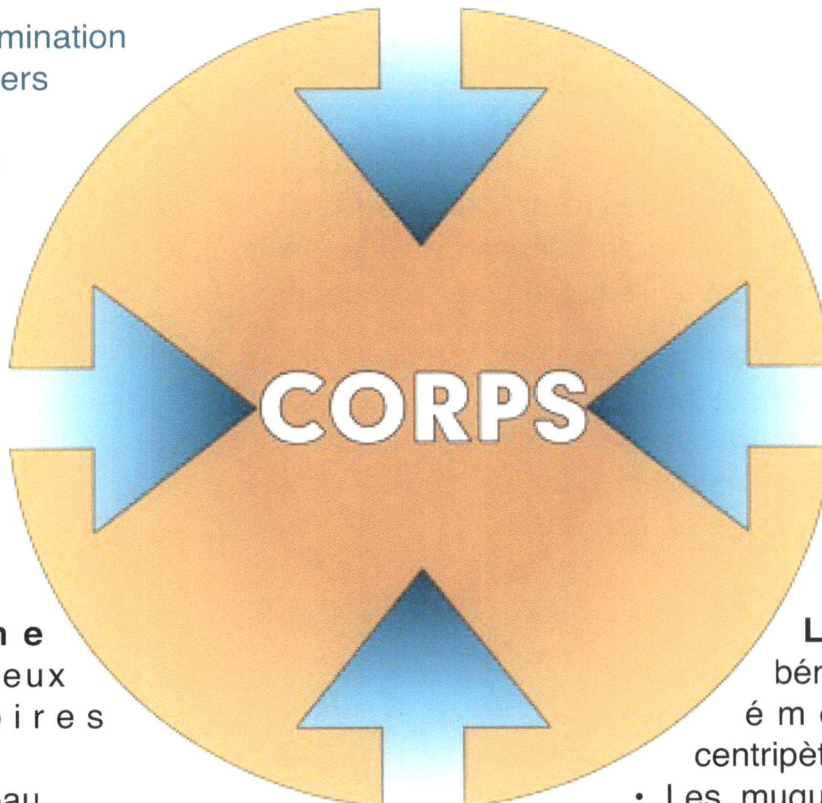

CORPS

L'homme possède deux émonctoires centripètes:
- La peau
- Les poumons (et voies ORL)

La femme bénéficie de deux émonctoires centripètes de plus:
- Les muqueuses vaginale et utérine
- Les glandes mammaires

Pour Homme & Femme

La peau:

La peau est un organe composé de plusieurs couches de tissus. Elle est la première barrière de protection de l'organisme envers les invasions bactériologiques et virales, mais elle est également une barrière de protection contre les coups et variations de température…

C'est une triple membrane qui protège donc le corps du milieu extérieur :
- La 1re couche, superficielle et mince, se nomme l'épiderme.
- La 2e couche, la plus épaisse, se nomme le derme.
- La 3e couche, profonde, se nomme l'hypoderme.

Les fonctions de la peau sont nombreuses :
- Défendre l'organisme
- Réguler la température intérieure par sa riche vascularisation
- Indiquer des informations sensorielles par sa remarquable innervation

Mais la peau possède également une triple fonction par :
- ses glandes sébacées (analogue à la fonction intestinale)
- ses glandes sudoripares (analogue à la fonction rénale)
- sa couche basale (véritable glande endocrine).

La peau est considérée comme l'émonctoire le plus polyvalent, mais également le plus difficile à traiter de par sa grande superficie et son volume. En effet, la peau a une superficie de 2m2 et un poids moyen de 5kg. Les poils, les cheveux, les ongles, mais également les glandes sébacées et sudoripares et les pores de transpiration font partie de la peau.

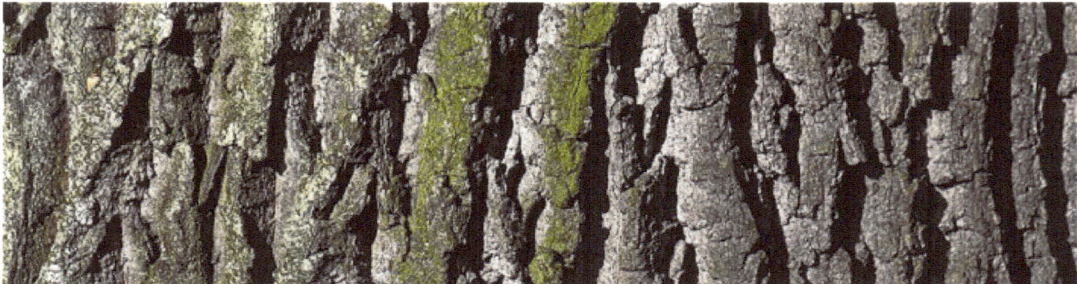

Les poumons (et voies ORL):

Le système pulmonaire et ORL est en réalité un appareil complexe incluant les fosses nasales, le pharynx, le larynx, la trachée, les bronches et les deux poumons.

Ceux-ci sont posés sur le diaphragme et sont protégés par la cage thoracique dont ils sont séparés par une membrane séreuse : la plèvre.

Les deux poumons assurent leur fonctionnement de manière coordonnée et néanmoins indépendante. La perte d'un poumon n' empêchant pas le fonctionnement de l'organisme.

La fonction pulmonaire est vitale et s'appelle la respiration, laquelle permet des phénomènes d'échanges gazeux (oxygène, gaz carbonique, azote) avec le sang grâce à une ventilation appropriée.

Ces échanges gazeux ont lieu au sein d'alvéoles pulmonaires, alvéoles tapissées d ' une fine membrane richement vascularisée et ayant la superficie d'un terrain de volley (140m2).

Néanmoins, les fonctions des voies ORL vont plus loin qu'un simple échange de gaz en assurant également une élimination des petits caillots de sang, des sécrétions de colles, mais surtout en permettant la régulation du métabolisme par le rééquilibrage du système acido-basique.

L'appareil pulmonaire est considéré en Naturopathie comme étant l'émonctoire spécifique des « colles » (muco-sécrétions avec facilité à engendrer du pus).

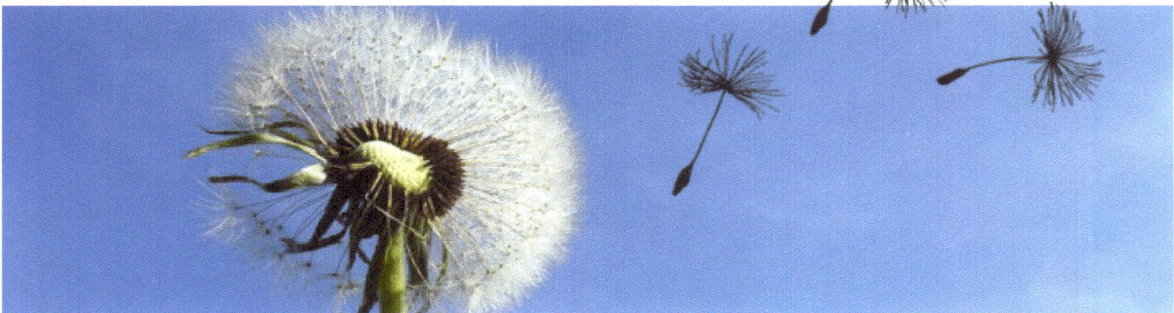

La muqueuse génitale:

Souvent ignorées, mais d'une importance certaine chez la femme, les muqueuses de l'utérus et du vagin sont à l'origine de nombreuses sécrétions toxiniques salutaires à l'équilibre des femmes.

En effet, chaque mois la muqueuse utérine (l'endomètre) se charge du sang vicié et s'épure par les menstruations (ou règles), éliminant du même coup nombre de déchets métaboliques.

Quant à la muqueuse vaginale, c'est grâce à la richesse de sa flore particulière qu'elle sera à l'origine de nombreuses sécrétions toxiniques, comme les leucorrhées (couramment appelées « pertes blanches »).

La flore intestinale alimentant à elle seule les flores urinaires (vessie et reins), vaginale et utérine, leurs fonctionnements restent intimement liés.

Ces muqueuses sont considérées en Naturopathie comme des soupapes destinées à compenser les insuffisances intestinales.

Glandes mammaires:

Les glandes mammaires sécrètent des hormones certes, mais elles évacuent également des toxines et surplus hormonaux endogène ou exogène.

La consommation régulière de produits laitiers bovins et/ou l'utilisation de pilule contraceptive conditionneraient les glandes mammaires à évacuer les excès hormonaux comme elles le feraient face à un excès de production endogène.

Cette évacuation aura lieu grâce à la transpiration des aisselles et celle-ci aura lieu même en absence d'allaitement ou de grossesse.

Il est à noter que l'utilisation quotidienne d'anti-transpirant suffit à expliquer l'encrassement de ces glandes par un blocage de la transpiration, permettant ainsi l'apparition de cancer du sein.

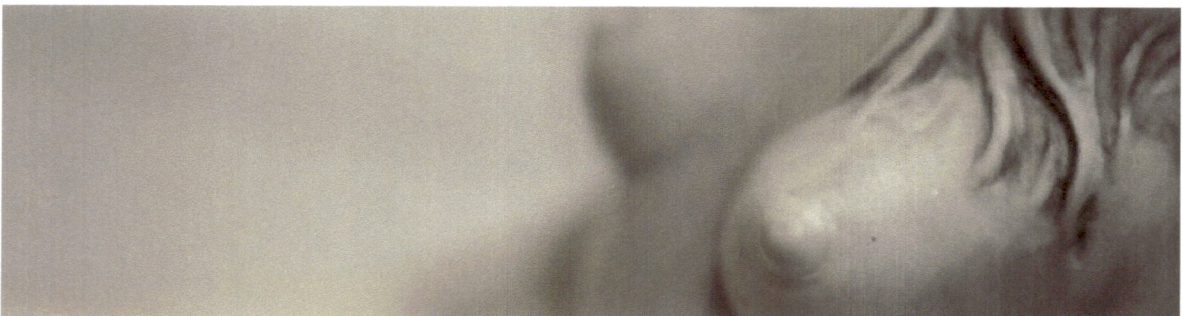

Le langage du corps... et après ?

Vous l'avez compris, au même titre qu'une voiture pourvue d'un moteur Diesel ne supportera pas de rouler à l'Essence, notre corps ne permettra que peu de temps de recevoir un mauvais carburant.

L'alimentation est dès lors le premier levier influençant notre santé.

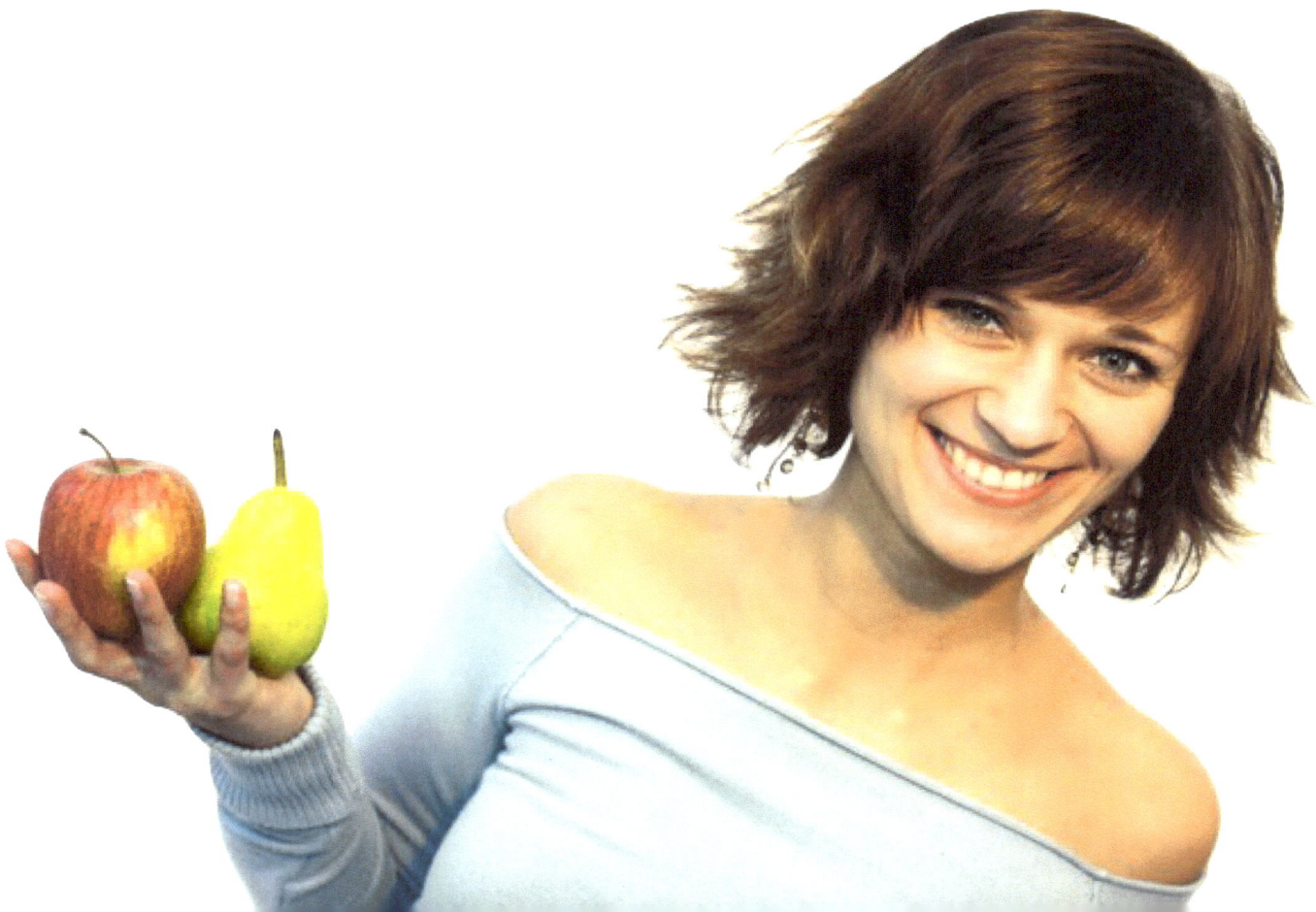

4

L'alimentation

« Que ton aliment soit ta
seule médecine. »
HIPPOCRATE

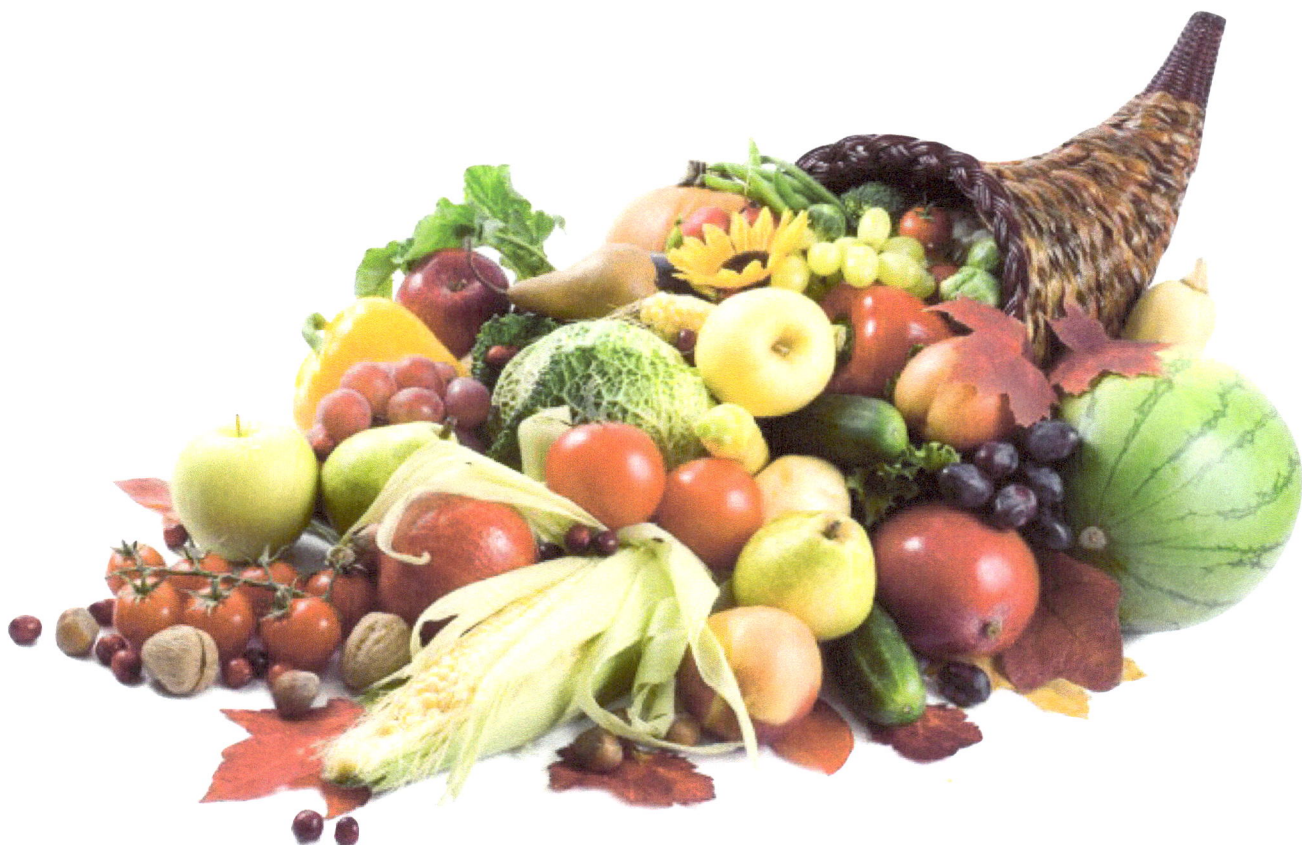

« On creuse sa tombe avec ses dents »

En cinquante années, l'alimentation s'est transformée.

La mondialisation, le capitalisme, la consommation, la publicité, les modes de production, les modes de conservation, les transformations alimentaires, les modes de cuisson, tout est en mouvement grâce aux sacro-saints préceptes de l'innovation, de la nouveauté et de la compétitivité.

Notre corps, lui, évolue à son rythme, lentement. Il doit s'adapter aux pollutions de l'air et de l'eau, aux ondes inondant le quotidien, aux rythmes de sommeil et de vie souvent déstructurés…

À cela se rajoutent, ce que nos aïeux vivaient, eux aussi, les aléas de la vie; séparation, grossesse imprévue, fatigue, décès, accident, perte d'emploi…

À tout ceci se cumulent des états permissibles, qui n'ont rien de commun avec nos émotions, à savoir les états de stress, de dépression, de nervosité, d'anxiété, d'insomnie…

L'individu doit compter principalement sur son corps, son équilibre psychoémotionnel, sa capacité de réactivité, sa philosophie de vie afin de relever les difficultés de son existence.

Outre ce qui définit la personne par son éducation et son ouverture au monde, tout le reste dépendra de ses apports nutritionnels quotidiens.

C'est bien là que le bât blesse.

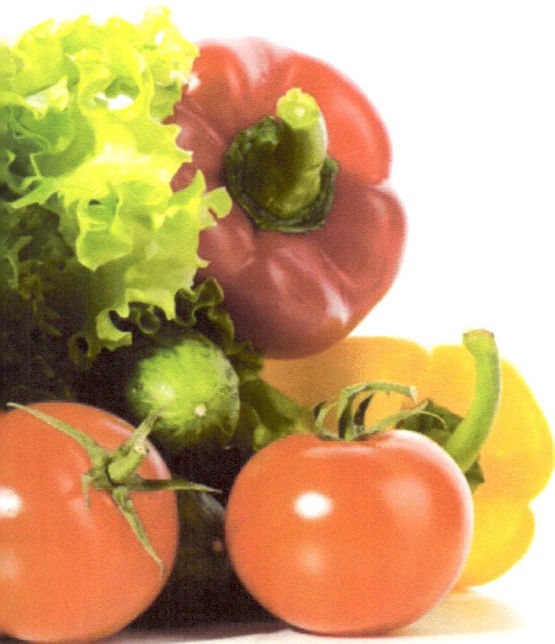

Quelques chiffres ?

En quelques années à peine, la consommation de protéines animales (poisson, viandes, oeufs) a doublé pour atteindre plus de 40% *.

90%** du sel consommé par les Français se trouve dans les aliments transformés (plats industriels et pâtisseries).

Les produits « prêts à réchauffer » contiennent d'énormes quantités d'acides gras trans ou graisses saturées, dont l'augmentation de seulement 2% dans notre consommation quotidienne élèverait le risque de maladies cardiovasculaires de plus de 23%***.

Le sucre est suspecté de causer de multiples troubles; diabète, ostéoporose, problèmes rénaux, chute de fertilité, maladies cardiaques, obésité...

Notre consommation annuelle atteint 74Kg de sucre par français, là où en 1910 nous ne consommions que 1kg par an.

Lorsque l'on sait que l'organe principal qui utilise du glucose pur est notre cerveau, on comprend aisément que l'excès saura nourrir une maladie invasive, friande de sucre: le cancer****.

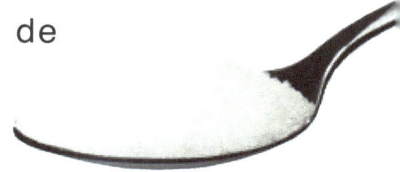

De nos jours, plus de 80% des aliments consommés sont des produits transformés, à savoir raffinés, mélangés, contenant des additifs, des colorants, des conservateurs, des exhausteurs…

Plus de 169 additifs alimentaires sont présents dans des produits de grande consommation et sont suspectés d'être responsables de bon nombre d'effets indésirables chez l'homme.

Les laboratoires fabriquant ces nombreuses molécules, issues de la pétrochimie faut-il le préciser, n'ont jamais étudié les effets iatrogènes qui apparaissent lors de l'association de plusieurs molécules au sein de l'organisme.

Le jeu du « petit chimiste » ne donnera qu'un perdant: **nous.**

* (INSEE, 2008)
** (ANSES, 2009)
*** (SEDEBIO, 2007)
**** (Pr Michel CREPIN, professeur d'oncologie)

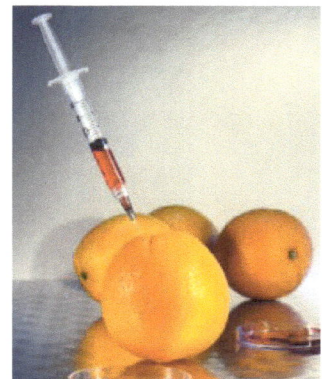

61

Un peu de bon sens !

Dans un souci de bonne santé, il est de mise de favoriser les plats « maison », de retrouver la connexion avec les aliments, de ne consommer que des produits de saison…

Il est coutume de dire, en naturopathie, qu'un produit que votre grand-mère n'aurait pas pu connaître ne doit pas être consommé.

Ce que nous appelons la « mal bouffe » est souvent mal définie, car souvent limité aux repas pris dans les fast-foods ou à la consommation de plats surgelés ou en conserves.

C'est plus la consommation récurrente de ce type de plats qui déséquilibrera notre organisme. Mais comme vous allez également le constater, ce qui posera problème sera surtout la composition d'un repas

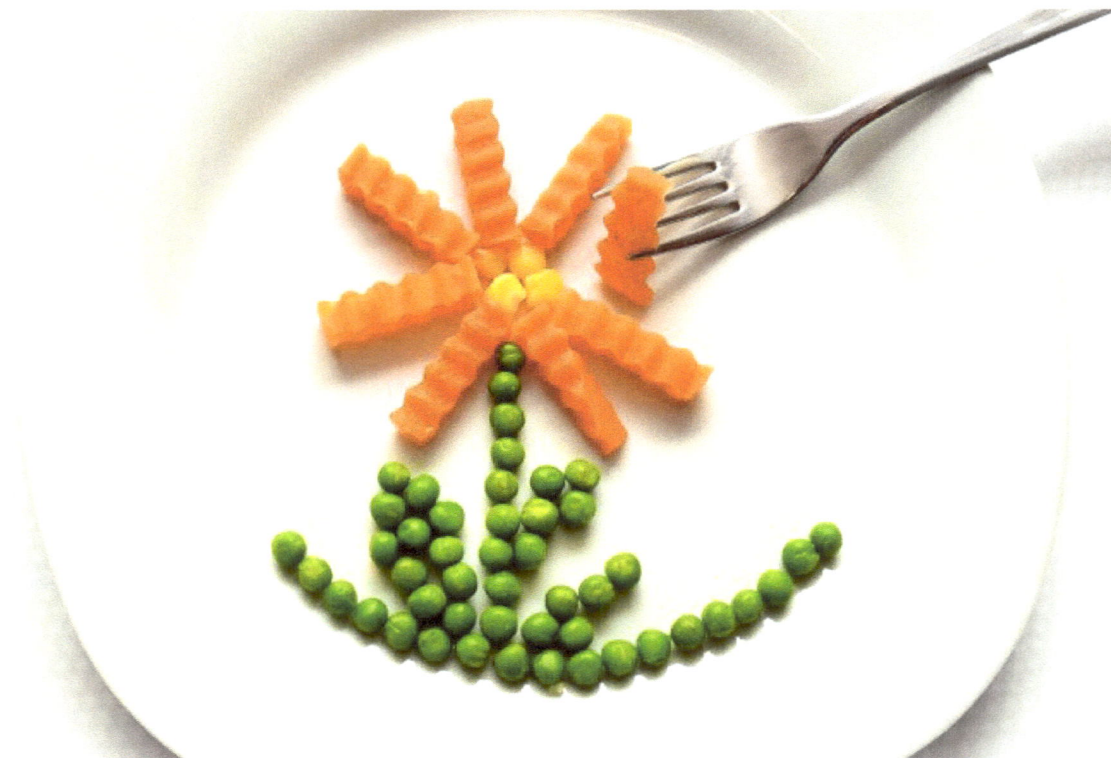

L'alimentation
... et l'équilibre acido-basique

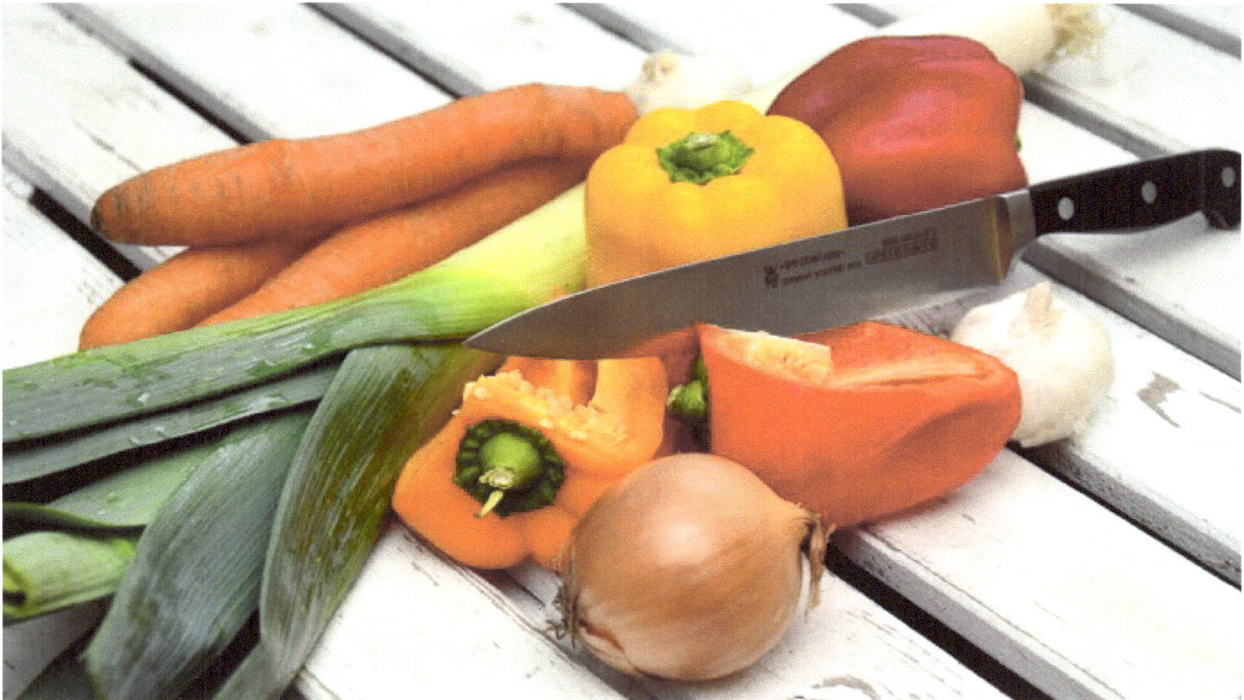

L'équilibre

Le corps est composé de 80% d'eau. La pureté de cette eau a une importance considérable, car elle est le premier moyen dont dispose l'organisme pour se nettoyer.

Le corps peut vivre sans manger durant 3 semaines, mais il ne peut se passer de boire que durant quelques heures.

Le corps génère par son fonctionnement et ses digestions de grandes quantités de déchets, nous l'avons vu.

Si ces déchets ne sont pas expulsés de l'organisme, la composition des fluides du corps change. L'eau en se chargeant des métabolites se pollue, sa neutralité change alors pour devenir acide.

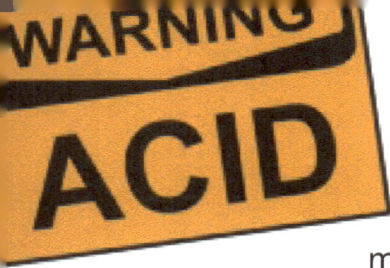

Le corps tente constamment de maintenir l'équilibre acido-basique, c'est-à-dire qu'il équilibre les acides du corps et les bases du corps...

Les bases sont les oligoéléments et les sels minéraux.

L'alimentation moderne apporte également sa part d'acides, puisque les produits raffinés ne contiennent que peu d'oligoéléments et sels minéraux pourtant nécessaires pour rééquilibrer la balance acide.

La présence d'acides dans l'organisme est normale jusqu'à un certain niveau, il y a un seuil de tolérance.

La production acide dans l'organisme est plus importante en journée, car liée à notre activité cellulaire. Quand cette acidité est trop importante, elle est temporairement stockée dans nos tissus conjonctifs.

Ce sera donc principalement en journée que la surcharge d'acidité sera importante dans nos fluides corporels.

A contrario, la nuit la production d'acide diminue. Les tissus conjonctifs pourront alors éliminer leur excès d'acide dans le sang pour l'éliminer ensuite par les reins et les poumons.

C'est une période de nettoyage , qui correspond à un processus quotidien de guérison.

Qu'est-ce que le pH ?

Le taux d'acidité se nomme pH.
Le pH mesure l'activité des ions d'hydrogènes dans les fluides, en somme il indique si les liquides sont plutôt basiques (minéralisés et riches) ou neutres (avec la pureté de l'eau) ou au contraire plutôt acides (déminéralisés et pauvres).

Un pH basique est supérieur à 7 (à 14)
Un pH neutre est équivalent à 7
Un pH acide est inférieur à 7 (à 0)

La mécanique de l'équilibre

Pour le corps, un des moyens de régulation du pH consiste à varier la vitesse de ventilation pulmonaire. En cas d'acidose, l'organisme augmente la respiration.
Les reins sont plus lents à réagir, mais sont des puissants organes de régulation du pH par excrétion des excès d'acides, mais également des bases.
Ces méthodes d'élimination centrifuge évitent à l'organisme d'entamer ses stocks de minéraux et d'oligo, qui sont bien sûr nécessaires au bon fonctionnement de l'ensemble du corps.

Malheureusement dans le cas d'acidose sévère le système de sécurité de l'équilibre acido-basique s'enclenchera: le tamponnage.

La dilapidation des stocks

Ne pouvant plus éliminer les acides de manière centrifuge, le corps cherchera à neutraliser les acides.

Pour ce faire, il utilisera tous les moyens biochimiques à sa portée, il cherchera des éléments alcalins stockés pour combattre l'acidité.

Il piochera donc dans les stocks existants; bulbe de cheveux, masses cartilagineuses, les os. Appauvrissant ainsi jour après jour l'organisme.

L'acidose tissulaire se généralisera et des troubles apparaîtront, des symptômes distribués, je le rappelle, en fonction du terrain de l'individu.

On trouve donc les maladies et symptômes suivants:

• Accroissement des inflammations
• Ralentissement du métabolisme
• Déminéralisation
• Affaiblissement général de l'organisme
• Sensibilité accrue au stress
• Diminution du seuil de la douleur
• Accélération du processus de vieillissement.
• Rhumatismes
• Ostéoporose
• Diabète
• Affections rénales et vésicales
• Maladie de Basedow & troubles
• thyroïdiens
• Maladies cancéreuses en général (leucémie, cancer, lymphome…)

Il convient donc de connaître les effets de chaque aliment sur notre pH au cas par cas et de les classer par type.

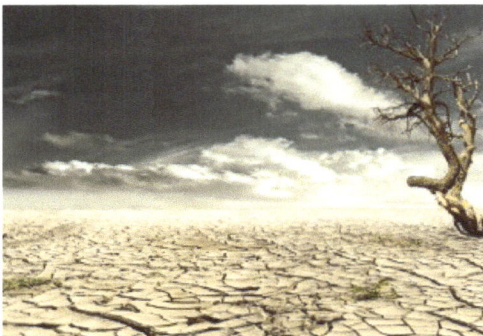

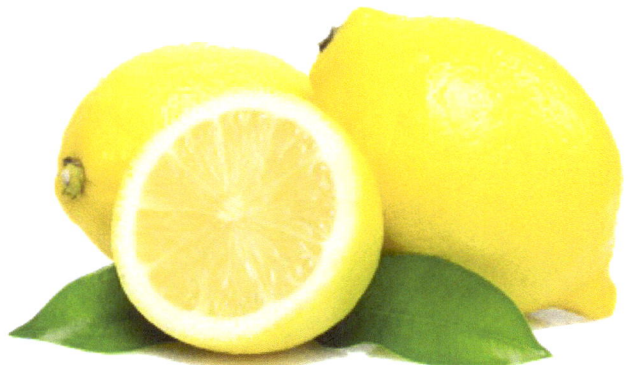

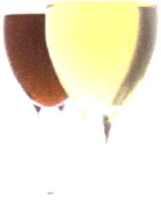

Les aliments très acidifiants

- Le sucre en général (Miel, Sucres blancs raffinés)
- Pâtisseries et sucreries industrielles (gâteaux, confiseries, bonbons, fruits confits, confitures, boissons industrielles sucrées, sodas, les eaux gazeuses, eaux aromatisées...)
- Les farines raffinées blanches (surtout blé, pain blanc...)
- Pâtes blanches, semoule...
- Riz blanc et qui ne colle pas
- Graisses et huiles raffinées (graisse animale, huile végétale, margarine, beurre...)
- Crustacés, moules, crevettes, ...
- Végétaux (tomate crue et cuite, asperges blanches, épinards, rhubarbe ...)
- L'ultra levure, levure de bière ...
- Le café, le thé ...
- L'alcool blanc (vin, liqueur, champagne ...)

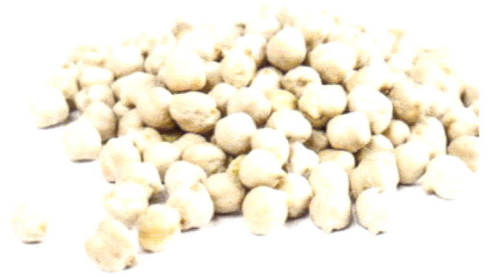

Aliments acidifiants

- Les protéines (viande rouge, volaille, poisson, oeufs, charcuterie...)
- Les produits laitiers bovins (laits stérilisés, fromages anciens, kéfir, fromage blanc...)
- Légumineuses (arachide, pois chiche, haricots blancs, lentilles, soja, fève...)
- Oléagineux (noix, noisettes, noix de pécan, pistache, tournesol, pépins de courge...)
- Légumes (Choux de Bruxelles, cresson, bettes…
- Sirop d'érable, sucre de canne.

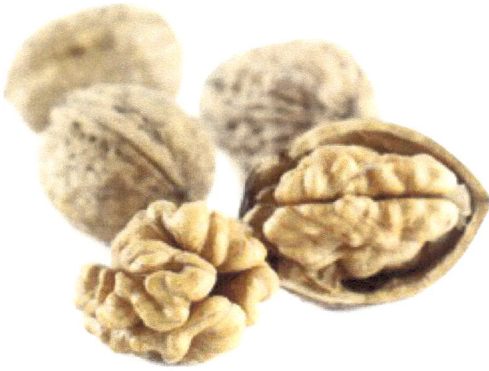

Aliments basiques (neutre en pH)

- Les haricots verts
- Le pain de seigle complet
- Les céréales complètes (avoine, millet…)
- Les noix fraîches

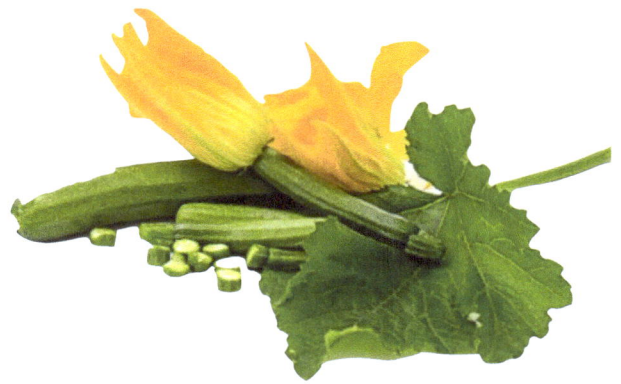

Aliments alcanisants/basifiants

- La pomme de terre et son jus
- La banane cueillie jaune
- Fruits secs: (Amande, Raisin sec, abricot doux, datte)
- L'oignon et l'ail
- Le citron (pour son pouvoir drainant)
- Farines complètes (épeautre, châtaigne)
- Châtaignes et crème de marrons
- Maïs
- Les fruits crus aqueux et jus (pris en dehors des repas)
- Tous les légumes verts et ceux
- majoritairement colorés dans la masse
- (carotte, courgette, salade, betterave, poireau, poivron, potiron...) et les jus de légumes.
- Lait d'amande
- Jaune d'oeuf
- Sucre de canne complet

Testez son pH urinaire:

Vous pouvez mesurer votre pH grâce à des languettes urinaires spécialement conçues.

Il faut acheter chez votre pharmacien ces languettes. Mesurez votre pH à la deuxième urine du matin chaque jour.

Faites une moyenne sur une semaine pour avoir une valeur exploitable.

Si le pH est très souvent ou toujours inférieur à 7-7,5 cela signifie que votre organisme est surchargé en déchets métaboliques acides.

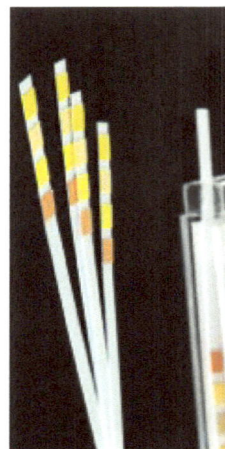

Les facteurs influençants l'équilibre acido-basique:

- La fatigue, le manque de sommeil, le travail nocturne
- Le manque d'oxygénation et d'activité physique, mais également le sport trop intensif (car il mettrait le corps en déficit de base)
- Une alimentation trop riche en acide et/ou le non-respect des quatre règles d'association alimentaire.

Aliments acidifiants et basifiants ?

Il est important de distinguer le potentiel hydrogène (pH) des aliments d'un côté et de l'autre leur effet sur le corps humain une fois digérés.

Pour exemple, certains aliments acides au goût, auront pour effet de diminuer l'acidité du corps, car d'un point de vue moléculaire ils peuvent être alcalinisant.

Au contraire, certains aliments d'un goût agréable auront pour effet d'augmenter l'acidité du corps.

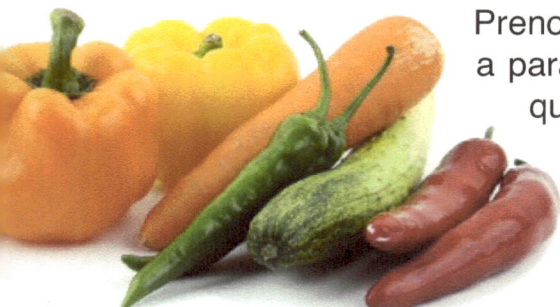

Prenons pour exemple le citron qui, bien qu'acide au goût, a paradoxalement un effet basifiant sur l'organisme, alors que les sodas sont acidifiants par la présence de sucres raffinés dans leurs compositions.

Maintenir l'équilibre.

Veiller à un bon équilibre acido-basique ne veut pas dire éradiquer de son alimentation tous les aliments acidifiants, mais plutôt à compenser les aliments entre eux.

De même, il ne sera pas question d'enlever un groupe alimentaire de ses repas comme le font bon nombre de végétariens ou végétaliens. Provoquant ainsi de nombreuses carences.
N'oublions pas qu'une fibre musculaire est fabriquée sur la base de deux tiers de protéines végétales couplés à un tiers de protéines animales. Supprimer les protéines animales revient à se condamner à des crampes, des ruptures et déchirements musculaires, pertes de libido, etc., à plus ou moins long terme.
La pondération est de mise dans l'alimentation, le bon sens doit être un réflexe.

Là où vous consommez un aliment acidifiant, rajoutez à votre repas deux aliments basifiants.

Si vous veillez à appliquer cette règle simple, vos repas seront parfaitement basifiants.

Cas particulier: les fruits

Le cas particulier que constituent les fruits est à éclaircir dès maintenant, car leurs constitutions moléculaires peuvent induire en erreur.

Les fruits crus contiennent des acides à macromolécule qui peuvent être acidifiants dans l'organisme s'ils sont consommés au mauvais moment.

Pour que l'organisme puisse tirer le meilleur parti des apports nutritionnels qu'ils contiennent, il faut respecter le cycle de Krebs.

C'est lorsque la température du corps est au plus haut que les acides à macromolécule deviennent digestes et assimilables.

En effet les acides de fruits seront acidifiants s'ils sont consommés en dehors de ce cycle, l'assimilation optimale se situant entre 16h et 17h30 chaque jour.
En dehors de cet horaire, les acides ne se métaboliseront que difficilement, le pire créneau étant situé à l'heure du petit déjeuner.

Les acides métaboliques ?

D'autres acides sont fabriqués lors d'associations alimentaires anarchiques...

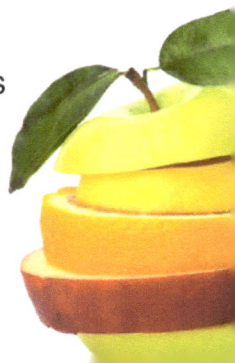

L'alimentation
... association ou fermentation ?

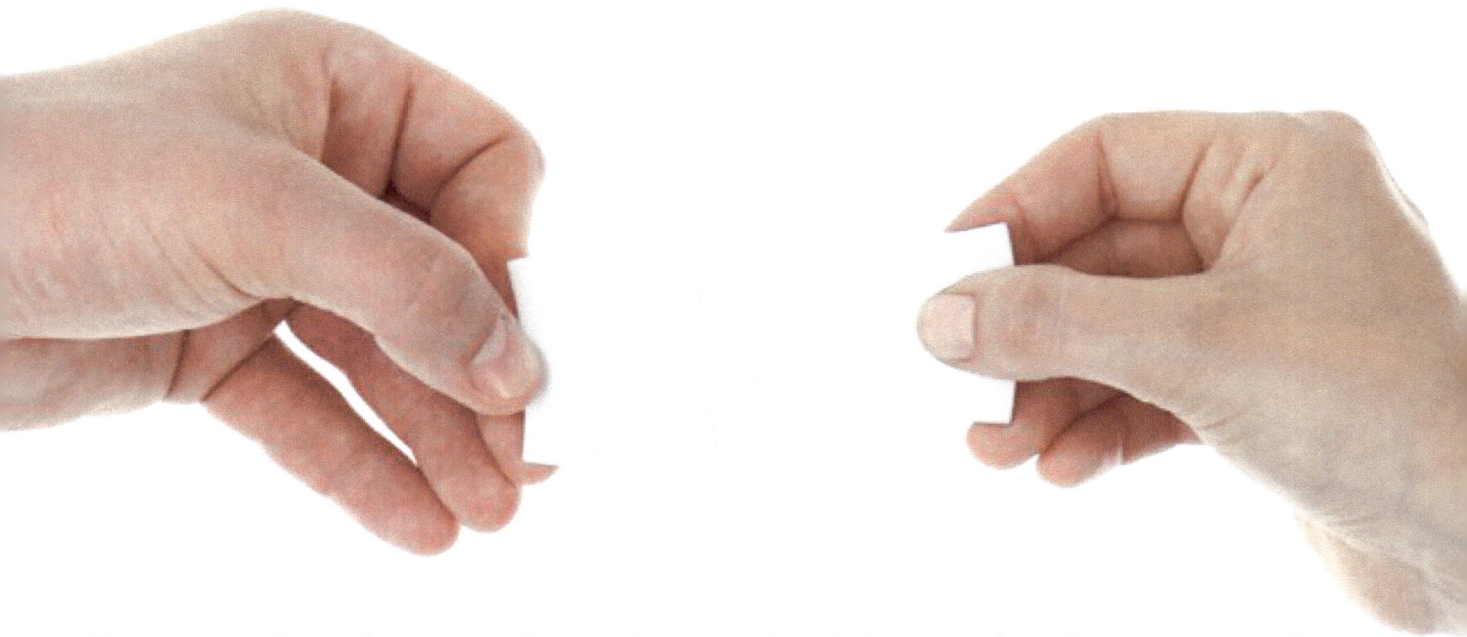

Beaucoup de préceptes alimentaires et de régimes prétendent ramener la santé, pourtant aucun ne tient compte des combinaisons alimentaires.

Que se passe-t-il si on mange un fruit à la fin de son repas ?
Si je mélange les aliments entre eux, est-ce que la digestion se fera aisément ?

Or une digestion est une comburation, une destruction de la matière organique dans le but d'en extraire les nutriments; vitamines, oligo-éléments, sels minéraux, acides gras, etc.

Tous sont vitaux à l'organisme. Tous doivent être préservés, de l'assiette à l'assimilation.
Une mauvaise digestion se caractérise par des troubles comme de la fatigue après le repas, des flatulences, des ballonnements. Ces différents problèmes sont la plupart du temps dus à de mauvaises associations alimentaires qui, si elles perdurent, apporteront une quantité importante de symptômes.

Parfois, ce sera un seul aliment rajouté aux autres qui détruira tous les apports nutritionnels du repas.

Dès lors il est aisé de comprendre que l'équilibre moléculaire doit être préservé dans le bol digestif (bouche, estomac et intestins), mais que cette composition débute déjà dans l'assiette.

Si la phase de composition dans l'assiette n'est pas harmonieuse, l'assimilation sera d'autant perturbée, car le repas se détruira dans l'estomac.

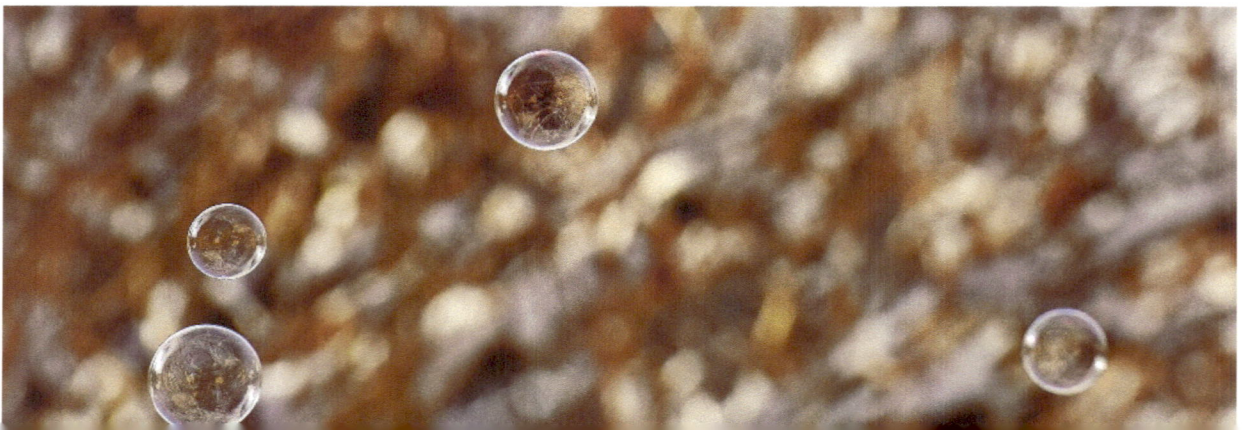

Association moléculaire

Les bonnes associations alimentaires s'appuient sur plusieurs principes:

• Tout d'abord, la composition moléculaire d'un aliment ou groupe alimentaire dicte sa digestibilité et compatibilité avec d'autres aliments. En ce sens la classification alimentaire courante: « les amidons, farineux, protéines, légumes et fruits » donne une base de travail appréciable pour juger de la digestibilité.

• Le temps nécessaire à la digestion d'un aliment indique, de fait, son association possible ou non avec d'autres groupes alimentaires.

• Les enzymes nécessaires à la digestion d'un repas offrent là aussi un facteur important de bonne composition d'un repas. Il est important de savoir qu'une enzyme est en charge de dégrader un aliment en éléments unitaires assimilables et qu'une enzyme agit sur un seul type d'aliments à l'exclusion de tout autre.

• Le milieu acide ou basique de la digestion joue un rôle également fondamental, mais nous le verrons plus tard.

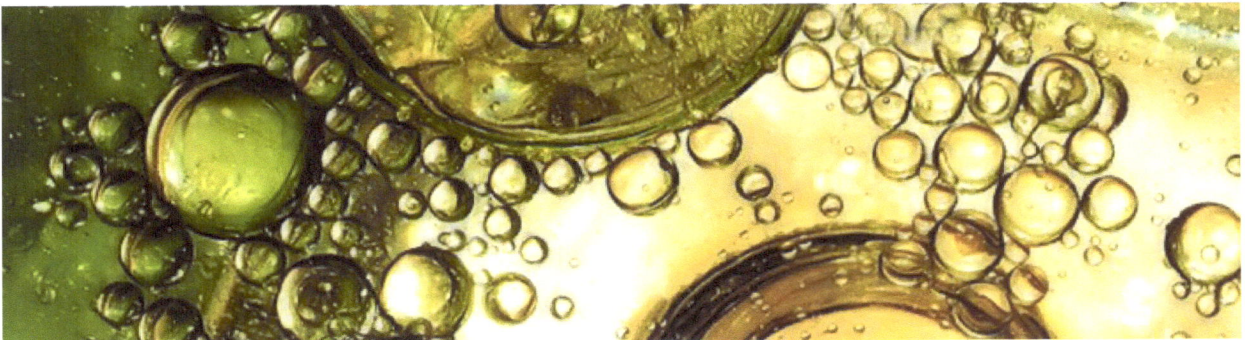

Les fermentations ?

Louis Pasteur, le premier, posa les bases du phénomène de la fermentation alimentaire.

La fermentation anaérobie est connue depuis bien des années par le corps médical, pour autant personne ne nous en parle.

Lorsque deux aliments incompatibles, par exemple par leur temps de digestion, sont ingérés ensemble, l'estomac favorisera l'aliment dont la digestion est la plus longue.

L'aliment digéré le plus rapidement devra stagner dans l'estomac en attendant que le bol alimentaire soit comburé par les sucs gastriques. Puis ce sera au tour des intestins de continuer la procédure de comburation et d'assimilation.

Sauf que cette incompatibilité des temps digestifs aura occasionné une fermentation , c'est à dire un pourrissement du bol alimentaire au sein même de l'organisme.

L'estomac ayant tenu le rôle d'incubateur.

Car c'est bien cela qui s'est passé, les aliments incompatibles sont maintenus:

• À une haute température (43 à 47°),
• À un taux d'humidité haut,
• Durant 3 à 4 heures (selon type de repas)

La fermentation de cet aliment générera la destruction de l'ensemble du repas, une forme d'auto-destruction.

La prolifération de bactéries, de levures, de toxines, de purines liées à la putrescence des repas est évidente, car tout ceci est purement moléculaire.

Toute la chaîne digestive s'en retrouvera perturbée. Empêchant l'assimilation des nutriments, les carences apparaîtront, mais pas seulement...

Il y aura production de gaz dans l'estomac (générant des reflux gastriques, remontées acides...), les gaz seront présents également dans les intestins, y amenant de l'air et provoquant l'oxydation de la flore intestinale.

Le transit s'en trouvera perturbé (apparition de ballonnement, constipation, diarrhée, côlon irritable…).

Le corps cherchera à évacuer ces gaz par capillarité (gonflement du corps, compression organique, troubles de la circulation sanguine et lymphatique, rétention d'eau…).

Pour éviter tout ceci, il est important d'associer correctement les aliments entre eux en suivant les règles d'association alimentaire.

Quatre grandes règles assurent un bon fonctionnement digestif et vous permettront de retrouver rapidement la vitalité.

Commençons l'éducation à la santé !

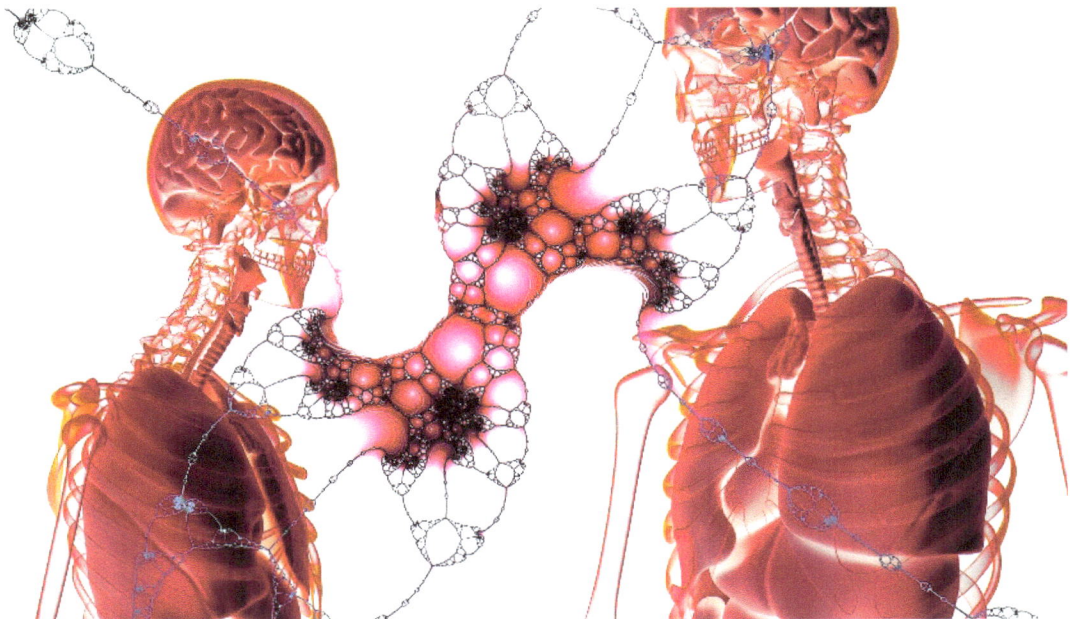

L'alimentation

... et les 4 règles d'association

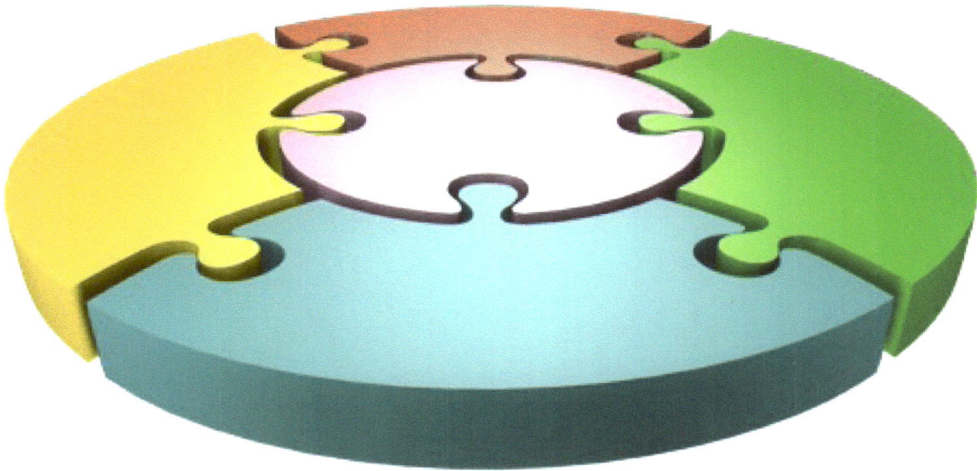

Le mot vinaigre provient du mot

composé « vin aigre », ce qui définit bien son goût.

Le vinaigre est obtenu grâce à l'oxydation de l'éthanol et du processus de la fermentation acétique.

C'est pour cela qu'il contient de 5 à 8 % d'acide acétique et que son pH avoisine généralement 2, le positionnant ainsi comme un fluide hautement acidifiant.

Tous les vinaigres contiennent des ferments naturels, les acétobacters.

Ces bactéries naissent de la fermentation acétique et lorsqu'ils sont mélangés aux aliments, ils peuvent se démultiplier.

Quelques conditions doivent être réunies:

- Une élévation de la température

- Une hydrométrie idéale

- Un repas se digérant à une température de 43 (46 degrés si présence de protéines animales) dans un taux d'humidité idéale, et ce durant 3 à 4 heures de temps, l'estomac permettra l'incubation, la multiplication, des ferments du vinaigre.

Il agira tel un incubateur bactérien provoquant la fermentation de tous les aliments s'y trouvant.

Le repas fermentera dans l'estomac, mais également dans les intestins. Cette fermentation générera des carences du métabolisme et augmentera la fabrication d'acidité cellulaire.

Les acides acétiques (et ceux issus de la putrescence) détruiront les oligo-éléments et sels minéraux empêchant ainsi un bon équilibre acido-basique.

Tous les vinaigres ingérés dans un repas détruiront le repas. C'est un fait moléculaire.

Pour vous en convaincre, il vous suffit de vous souvenir de l'état d'une salade verte vinaigrée, restée dans un saladier durant 20 minutes...
Elle est « cuite »... un terme pour dire qu'elle a pourri dans le saladier, à l'air libre. Imaginez, cette même salade, dans votre estomac...

Maintenant vous comprenez pourquoi aucun repas ne doit être vinaigré.

Que vous soyez invité chez des amis, au restaurant ou chez vous, n'en consommez jamais. Préférez le jus de citron dans vos assaisonnements.

Quelques assaisonnements proposés:

Assaisonnement Oméga 3 & 6
- 2 cuillères d'huile de colza
- 1 cuillère d'huile d'olive
- 1/2 citron pressé
- sel, poivre, épices au choix

Gomasio
- 2 cuillères à soupe d'huile de sésame
- 1 cuillère à soupe de sauce soja sucrée
- 2 cuillères à soupe de Gomasio

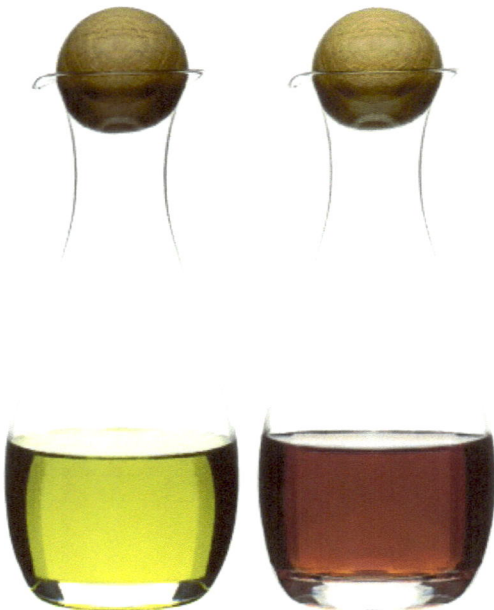

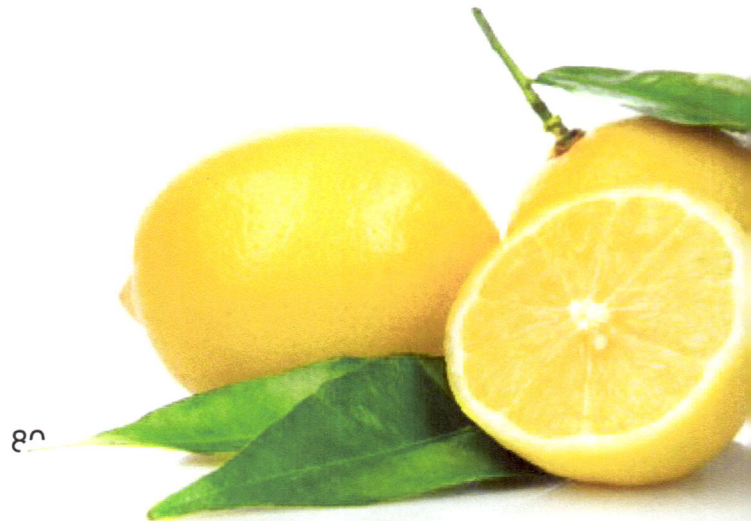

2e loi
Ne faites jamais réchauffer les mélanges de légumes cuits.

Les légumes cuits ensemble ne peuvent être réchauffés sans devenir toxiques.

C'est en effet une guerre bactériologique qui aura lieu. Trois heures après la cuisson d'un mélange de légumes, les enzymes de chaque légume commenceront une fermentation (fabrication de bactérie anaérobie) du fait du contact avec les autres enzymes.

Cette soupe fermentera là encore, dans l'estomac et les intestins, durant de nombreuses heures . Amenant ballonnements, flatulences, troubles du sommeil ainsi que reflux gastro-oesophagien, entre autres symptômes…

Du fait de la destruction des oligoéléments et des sels minéraux, seuls les acides resteront dans l'organisme amenant encore une fois une acidité cellulaire.

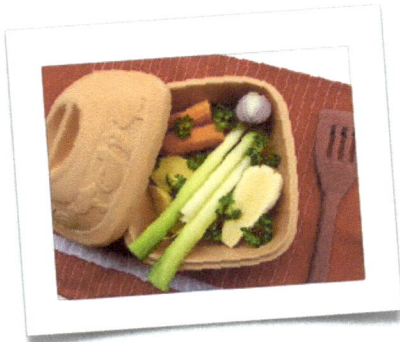

Les mélanges de légumes cuits sont nombreux, mais ils doivent tous être écartés de votre alimentation lorsqu'ils sont réchauffés. Cette fermentation est celle qui fait le plus gonfler le corps.

D'ailleurs, pour vous en convaincre également, souvenez-vous les fois où vous avez cuit trop de soupe et que vous avez mis au réfrigérateur une boîte hermétique en plastique contenant ce reste…

- Que s'est-il passé le lendemain ?
- Qu'avez-vous constaté ?

Le couvercle de la boîte était soit gonflé vers l'extérieur, soit il avait tout bonnement « sauté ».

Preuve, si besoin était, que la soupe a bien générée des gaz de fermentation.

À noter que la surgélation n'est qu'un ralentissement, la fermentation alimentaire reprendra dans la digestion stomacale.

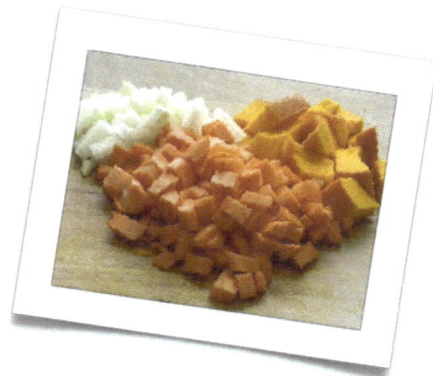

Plats que l'on ne réchauffera jamais:

- Les soupes, potages...
- Potée de légumes...
- Couscous
- Tajines
- Ratatouille
- Wok réchauffé
- Boeuf carottes (si présence d'autres légumes; oignons, d'échalotes ...)
- Pot au feu
- Blanquette de veau
- Lentilles (si carottes, pomme de terre et oignons…)
- Bäeckaoffe Alsacien

Préférez remplir votre congélateur de sachet de légumes CRUS prédécoupés.

Composez votre soupe ou vos plats à la demande, ainsi vous préserverez les nutriments de vos aliments.

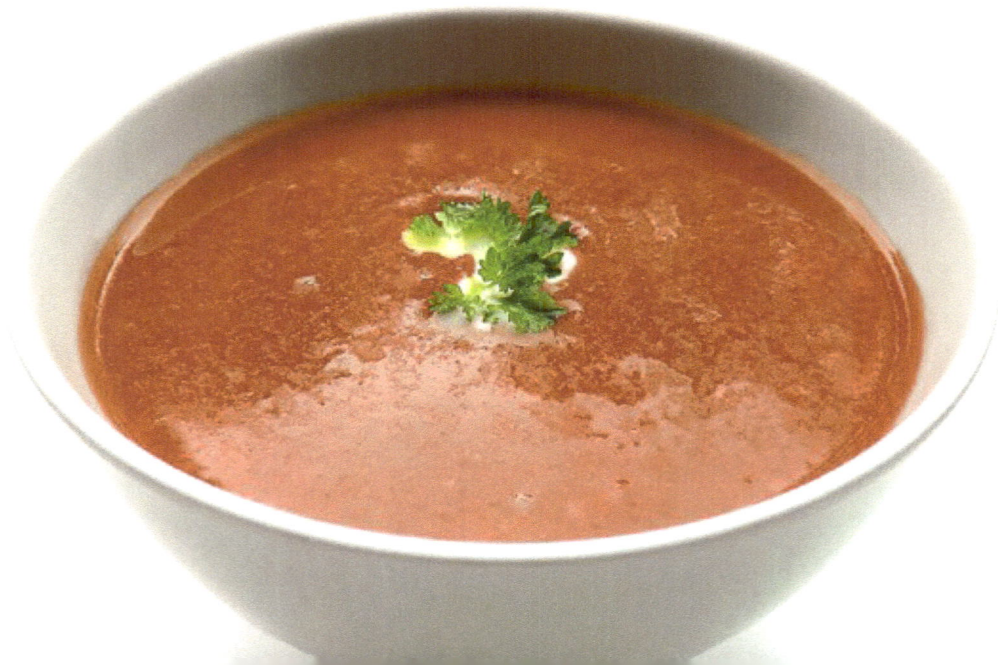

3e loi
Ne relancez pas les digestions en cours.

La digestion dans l'estomac démarre dès qu'un signal de goût est perçu par nos papilles. Ce démarrage de digestion est induit pour une demi-heure de temps.

Durant cette période, vous avez le loisir de manger votre repas dans son ensemble sans vous soucier d'une quelconque perturbation.

A contrario, au-delà d'une demi-heure le moindre goût marqué agira comme un signal perturbant la digestion. Si l'induction de goût devait être là, la digestion sera relancée à zéro.

Ainsi un bonbon, un chewing-gum, un café feront office de signal et provoqueront une relance.

De grignotage en grignotage, de relance en relance, l'estomac sera incapable de finir ses digestions et de se vider.

Les aliments stagnants entameront un pourrissement et tout nouveau repas arrivant dans le bol alimentaire entrera en fermentation.

Là encore, les intestins récupéreront ce bol putrescent durant un à deux jours.

Il vous faut absolument respecter les écarts horaires de digestion indiqués ci-dessous:

- Un petit déjeuner se digère en 3h de temps. Ce repas se digérant plus vite que les autres, du fait du repos nocturne. Il ne faudra pas stimuler les papilles durant 3h.

- Un déjeuner et un dîner se digèrent en 4h de temps. On respectera 4h d'écart.

- Une collation ou goûter de fruits crus aqueux (contenant de l'eau) ou laitages crus de vache se digère en 2h. On patientera 2h avant de remanger.

Gérez vos écarts horaires de digestion avec intelligence.

Il vaut mieux décaler un repas ou faire l'impasse sur la collation que de mettre à mal la digestion en cours ou la future.

Votre santé en dépend.

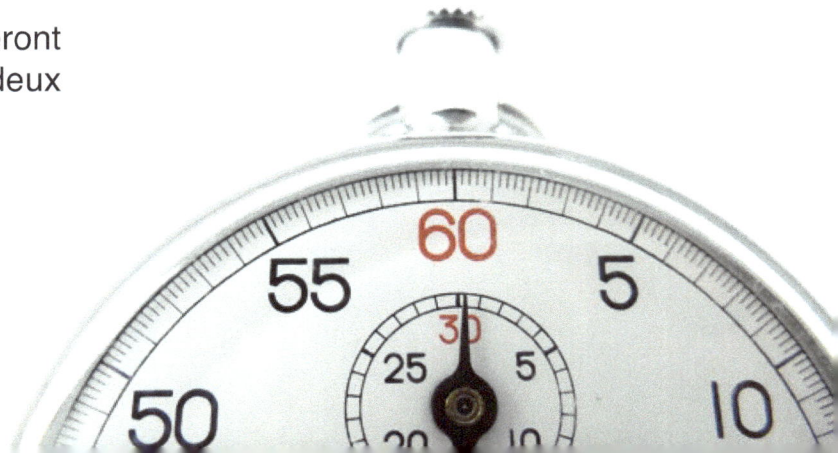

Certains aliments se digèrent en deux heures de temps. D'autres se digèrent en quatre heures. Le mélange de ces deux groupes alimentaires dans un même repas est impossible.

Les aliments les plus longs à digérer vont primer sur les plus courts. Ceux-ci vont débuter une fermentation, dont les conséquences sont différentes selon leur nature, détruisant tout le repas.

Là encore la fermentation induira une digestion difficile, obligeant l'organisme à sécréter des sucs gastriques, forçant les processus digestifs sans qu'aucun carburant ne puisse être extrait des nutriments pourtant digérés.

La quantité de toxines augmentera quotidiennement, apportant des états de fatigue chronique et des symptômes variés.

Quels sont les aliments 2h ?

Deux groupes se distinguent:

Les fruits crus aqueux (fraise, framboise, groseille, cassis, poire, prune, pêche, cerise, ananas, orange, pamplemousse, melon, pastèque, pomme, kiwi, papaye, etc.)

Il est à noter que la tomate crue se digère en deux heures également, car elle est un fruit !

Les laitages crus bovins (lait, crème fraîche, beurre, yaourts, fromages crémeux ou qui coulent, fromage blanc, faisselle, etc.)

Il est important de noter que tous ces aliments, une fois cuits (au-delà de 100°) deviennent digestes en quatre heures.

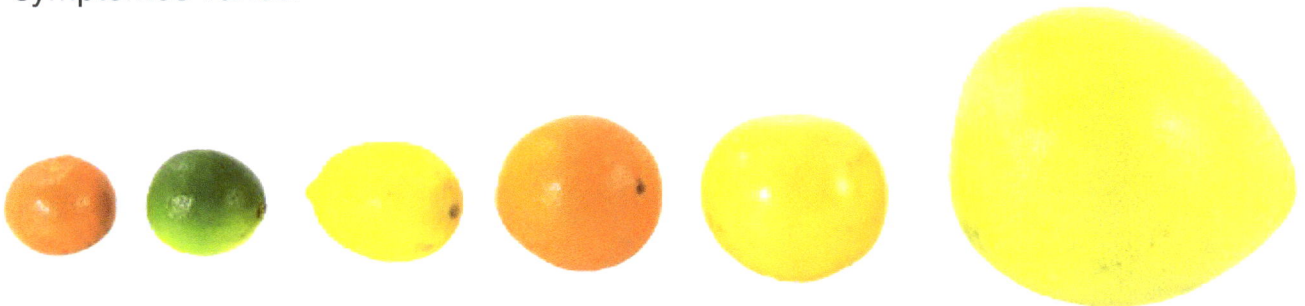

Quels sont les aliments 4h ?

Les aliments digérés en quatre heures sont…

Tout ce qui ne se digère pas en deux heures, à savoir:

- Les autres classifications de fruits:
- Amylacées: banane, châtaigne, marron
- Fruits secs & oléagineux: soja, noix, amande, olive, noisette, macadamia, coco, cacao, cajou…
- Protéines animales: Viande, poisson, oeuf, crustacé…
- Féculents: pain, pâte, riz, céréales, graine, pomme de terre, farines, légumes secs, semoule…
- Légumes: haricot vert, poivron, choux, carotte, betterave, céleri, poireau, oignon, champignon, salade…
- Les sucres, les lipides, les épices, les herbes aromatiques ingérées dans un repas seront considérés comme aliments quatre heures.
- Les laitages de chèvre et brebis.

Bref, TOUT le reste !

Lorsque vous mélangez les deux groupes alimentaires digérés en 2h avec les aliments qui se digèrent en 4h, vous ferez une fermentation alimentaire importante par incompatibilité de temps de digestion.

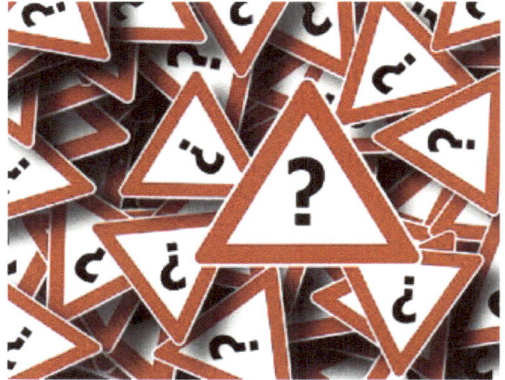

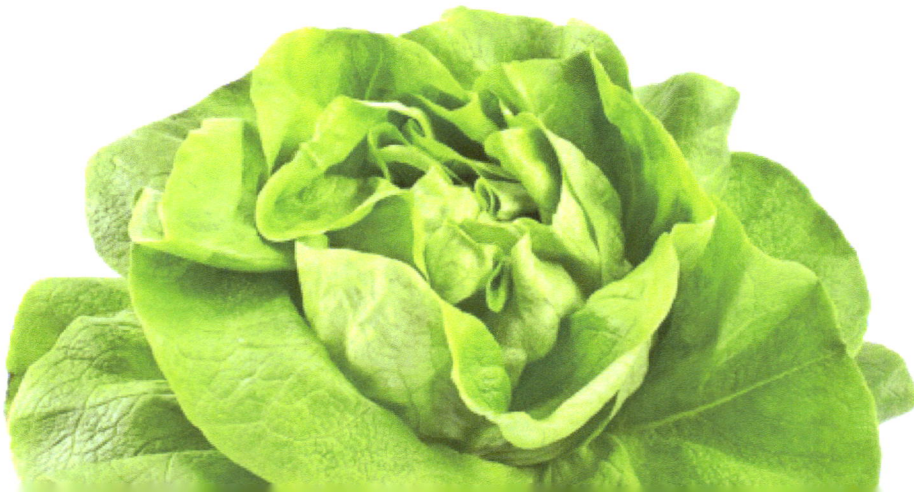

S'il y a mélange: **Réaction des fruits.**

Les fruits crus aqueux sont des aliments détenant une grande quantité d'acides à macro molécule.

Les fruits stagnant dans un repas vont putréfier. Leur sucre partant en fermentation va se transformer en alcool.

Ces alcools alambiqués par l'organisme vont inonder le foie générant ainsi une augmentation des Gammas GT et des triglycérides.

A contrario, la cuisson des fruits aqueux permettant à la molécule d'eau d'être détruite, l'acide à macro molécule deviendra micro et la digestion en deux heures sera portée à quatre heures.

Consommez donc des desserts de fruits cuits comme des compotes, tartes aux fruits cuits (abricots, pommes, poires...), crumbles...

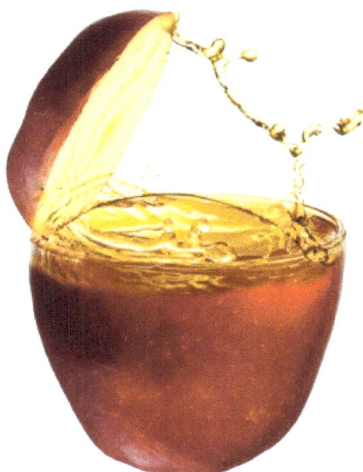

S'il y a mélange:
Réaction des laitages

Les laitages crus bovins contiennent des ferments lactiques. Ce sont des bactéries équivalentes à celles de notre flore intestinale. « Équivalente » ne veut en aucun cas dire « identique ».

Lorsqu'un laitage de vache est consommé seul, les conséquences sont minimes, même si la consommation de laitages et ses conséquences méritaient un livre entier, ce n'est pas le sujet de cet ouvrage.

Si ce même laitage est consommé avec un repas, les conséquences en seront pour le moins désastreuses. La présence des ferments lactiques transformera notre estomac en véritable yaourtière, incubant par millions de nouvelles bactéries bovines, faisant fermenter le repas, faisander les viandes, pourrir les légumes, etc.

Là encore, les symptômes seront incalculables de conséquences.

Préférez les desserts à base de laits végétaux (amandes, soja, coco...), les laitages de brebis et chèvre, les fromages à pâte cuite (gruyère, comté, mimolette...), les laitages cuits (au four ou bain-marie). À la lecture des quatre lois/règles d'association, vous pouvez vous rendre compte de l'ampleur des méconnaissances de la population en matière d'alimentation.

Efforts quotidiens !

Si vous respectez les quatre lois/règles, vous ferez des avancées significatives, avec:

- L'amélioration du transit avec disparition des ballonnements, flatulences, gonflements du corps, perte de poids (généralement 1,5kg à 3kg dès le premier mois)
- Amélioration du sommeil avec la fin des aigreurs, remontées acides, réveils nocturnes...
- Augmentation du tonus et vitalité, plus d'énergie...

- Meilleure stabilité émotionnelle, bonne humeur, joie de vivre...
- Plus de résistance aux infections, aux virus, meilleure récupération lors d'efforts physiques...
- Meilleure oxygénation, circulation, élimination...
- Les symptômes chroniques, qui sont liés à votre terrain, disparaîtront pour la plupart.
- Désormais, vous avez tous les éléments pour vivre en pleine santé !

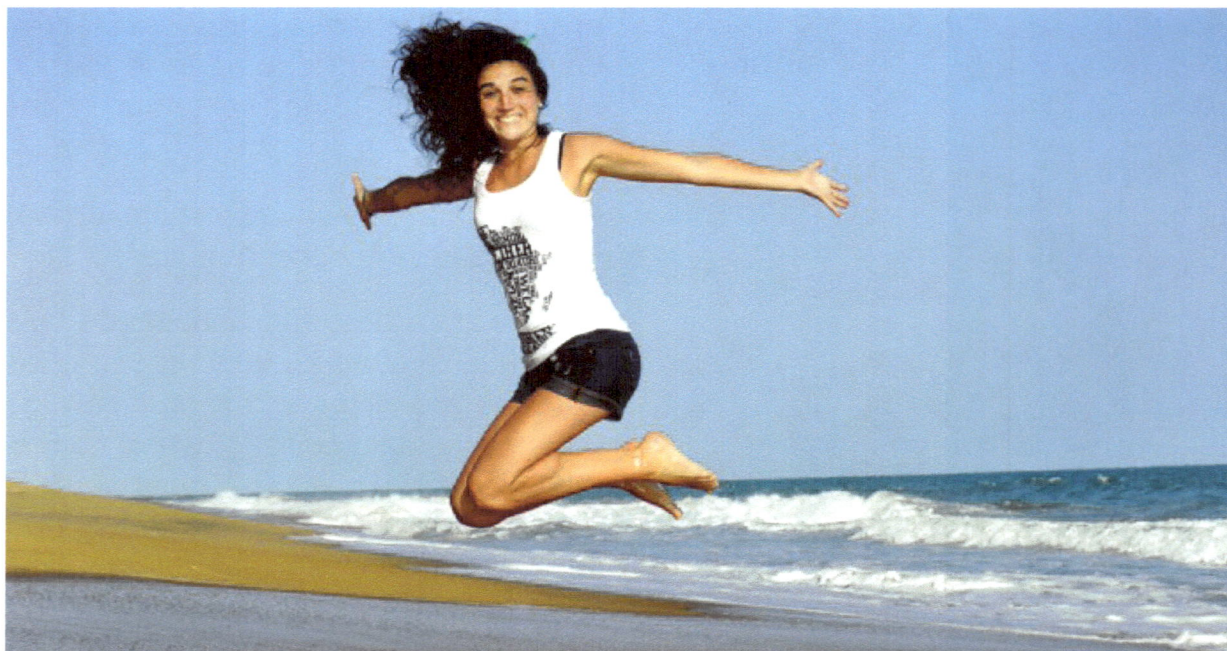

La minceur

À grand renfort d'articles de presse, vous découvrez chaque année un nouveau régime amincissant « extraordinaire » !

Si vous l'analysez bien vous constaterez que les associations alimentaires y sont totalement anarchiques, ne tenant compte d'aucune règle, d'aucune logique...

Est-ce que ça marche ?
Oui bien sûr... , mais pas sur le long terme.
Chaque modification ayant lieu dans l'alimentation oblige le corps à se réadapter. Il lui faut deux à trois semaines pour cela. Sitôt son adaptation réalisée, il reprendra du poids, se déréglera à nouveau.

Il est illusoire de vouloir faire perdre du poids à un corps carencé, en acidité ou en mauvaise santé.

De même qu'il est illusoire de vouloir faire perdre du poids à un corps sur un laps de temps, cours.

L'atteinte du poids de forme est possible, sans focalisation, dès que l'on respecte les quatre grandes lois d'association.

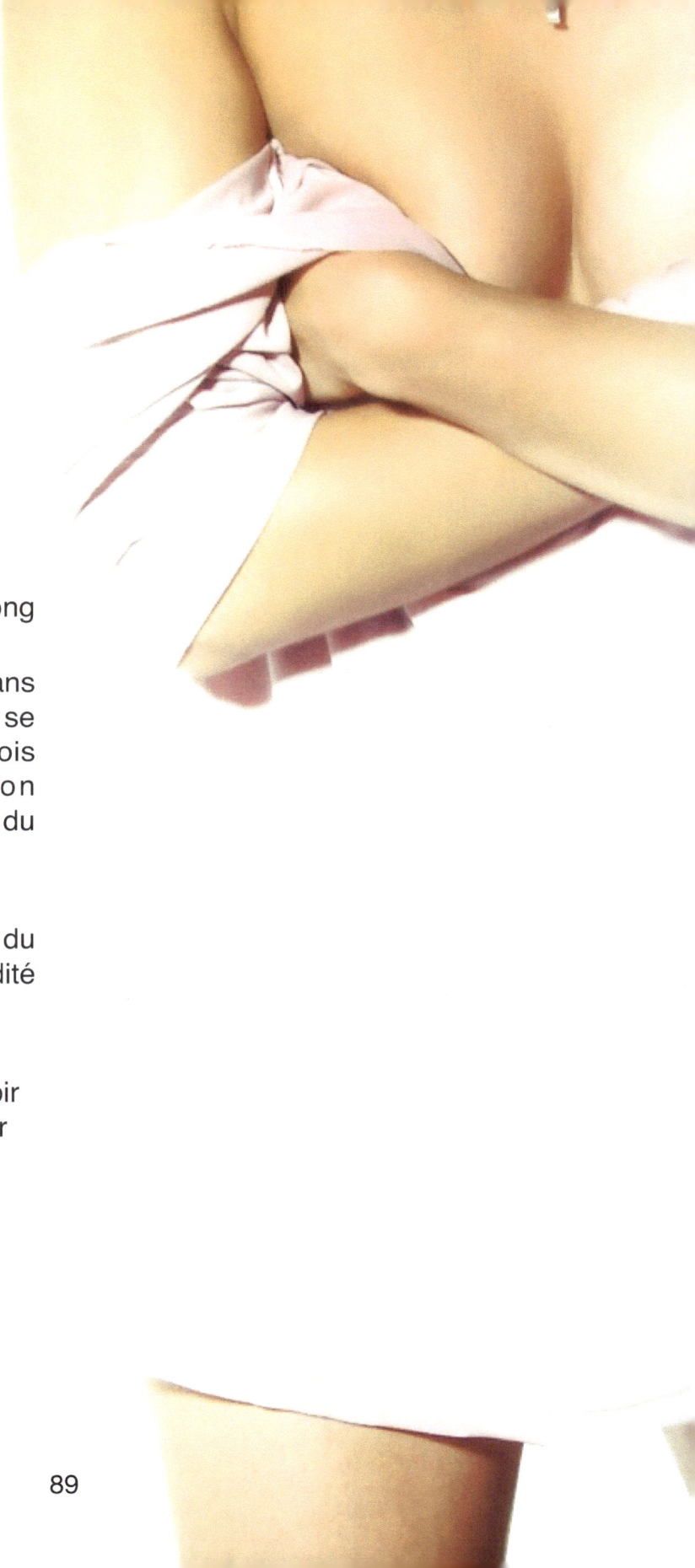

5

Les solutions naturelles

« C'est la nature qui guérit
les malades. »
HIPPOCRATE

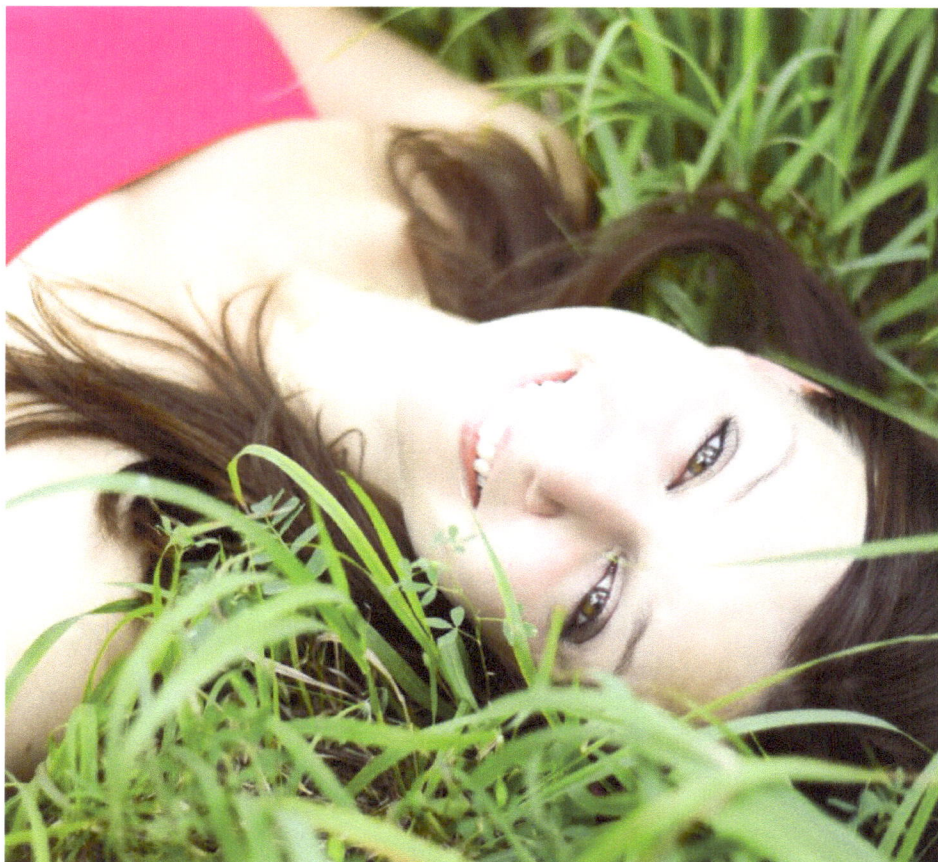

Pour vous aider encore un peu plus à prendre votre santé et vitalité en main, je vous propose quelques remèdes naturels qui vous seront d'une grande utilité.

Il vous faudra toutefois ne pas perdre de vue les premiers préceptes que vous avez découverts dans ce livre, car aucune vitalité ne peut exister sans bonne alimentation au quotidien.

Au départ, suivez ce plan :
- Respecter les quatre règles d'association alimentaire.
- Appliquer un bon équilibre acido-basique.
- Drainer ses émonctoires naturels avec une cure par saison:
    - 21 mars - nettoyer ses reins
    - 21 juin - nettoyer son foie/intestin
    - 21 septembre - nettoyer ses reins
    - 21 décembre - nettoyer son foie/intestin

Le drainage toxinique ?

Le drainage toxinique consiste à réaliser une ouverture des émonctoires afin d'éliminer les toxines vers l'extérieur de l'organisme. La notion de drainage est fondamentale pour le corps humain, puisque « soigner, c'est d'abord purifier ».

Le drainage toxinique concerne le premier filtre du corps: le **FOIE**.

Légende des solutions naturelles

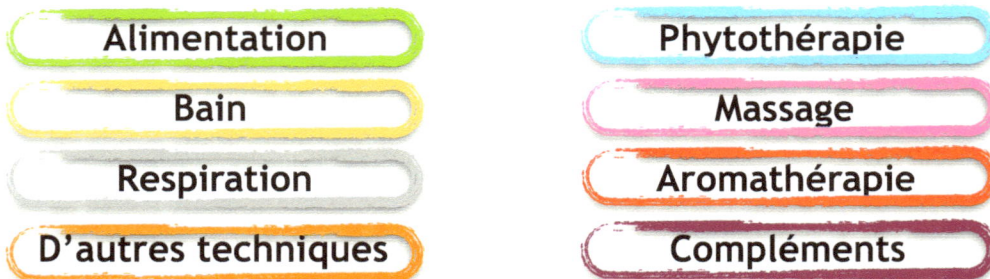

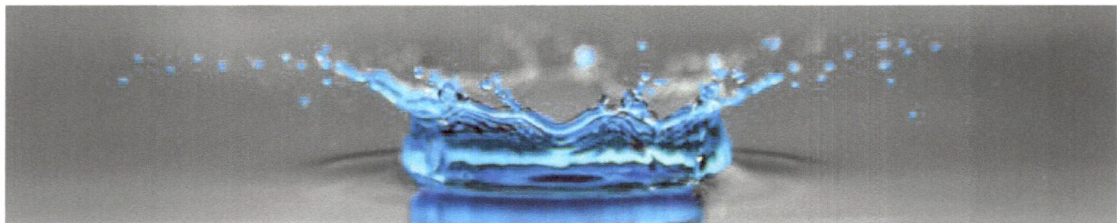

Alimentation	Phytothérapie
Bain	Massage
Respiration	Aromathérapie
D'autres techniques	Compléments

Avoir le foie !

Je vous conseille de commencer le nettoyage de votre corps par le foie. Puis, au prochain changement de saison, vous pourrez drainer un émonctoire précis.
Il existe des centaines de remèdes de grand-mère, souvent abracadabrantesques, pour soi-disant drainer son foie. Voici ce qui fonctionne vraiment.

Dans l'alimentation
Le jus d'un citron pressé, pris à jeûne le matin, avec de l'eau est un puissant drainant de la vésicule biliaire et par conséquent du foie. Il est important d'attendre 15 à 20 minutes avant de prendre son premier repas.

La consommation d'artichaut est un bienfait connu depuis des siècles. L'artichaut possédant des vertus purifiantes du foie grâce à la stimulation de sécrétion de bile.

La consommation de radis noir est également préconisée, même si elle est moins aisée de nos jours.

Le romarin ayant un pouvoir dépolluant des cellules hépatiques, il est aussi un allié de notre alimentation.

À noter les fonctions protectrices du foie par le curcuma qui se doit d'être présent également dans votre cuisine.

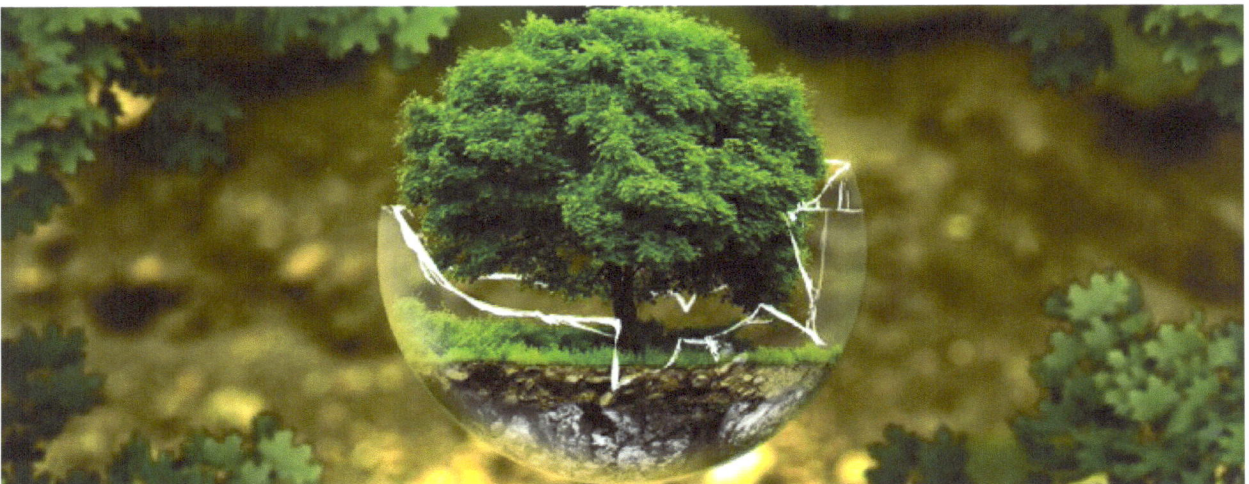

Phytothérapie

En phytothérapie et teinture mère, les plantes drainantes du foie sont légion:
Artichaut, Radis noir, Boldo, Solidago, Chardon marie, …

Vous trouverez chez votre herboriste (pharmacien, parapharmacien) des mélanges de plantes à utiliser en décoction, tisanes, gélules ou en ampoule liquide.

Ce drainage, comme tous les drainages, s'effectue sur 21 jours de cure. Ce temps n'est pas choisi par hasard, mais par rapport au délai d'inertie du corps. C'est au 21e jour que celui-ci « oublie » sa programmation et décidera de fonctionner différemment.

Dès cet instant, le corps pourra se régénérer en quittant ses mauvaises habitudes de stockage toxinique, pour prendre une nouvelle dynamique... vers sa guérison.

D'autres techniques

Massage de la vésicule biliaire (réalisé par un étiopathe ou ostéopathe.

En complément:

Vous souhaitez aller plus loin ? C'est désormais à vous de vous référer, dans les pages suivantes, aux solutions destinées à tel ou tel émonctoire.
Pour vous y aider, choisissez en fonction des petits symptômes chroniques que vous avez l'habitude de constater chez vous.
Si les problèmes dermatiques sont chroniques chez vous, appliquez les règles alimentaires, drainez votre foie et lisez les pages de solutions naturelles de la peau.

Si vous êtes abonnés aux troubles ORL, lisez la page qui se réfère aux poumons... etc.

Les solutions naturelles
... pour la peau

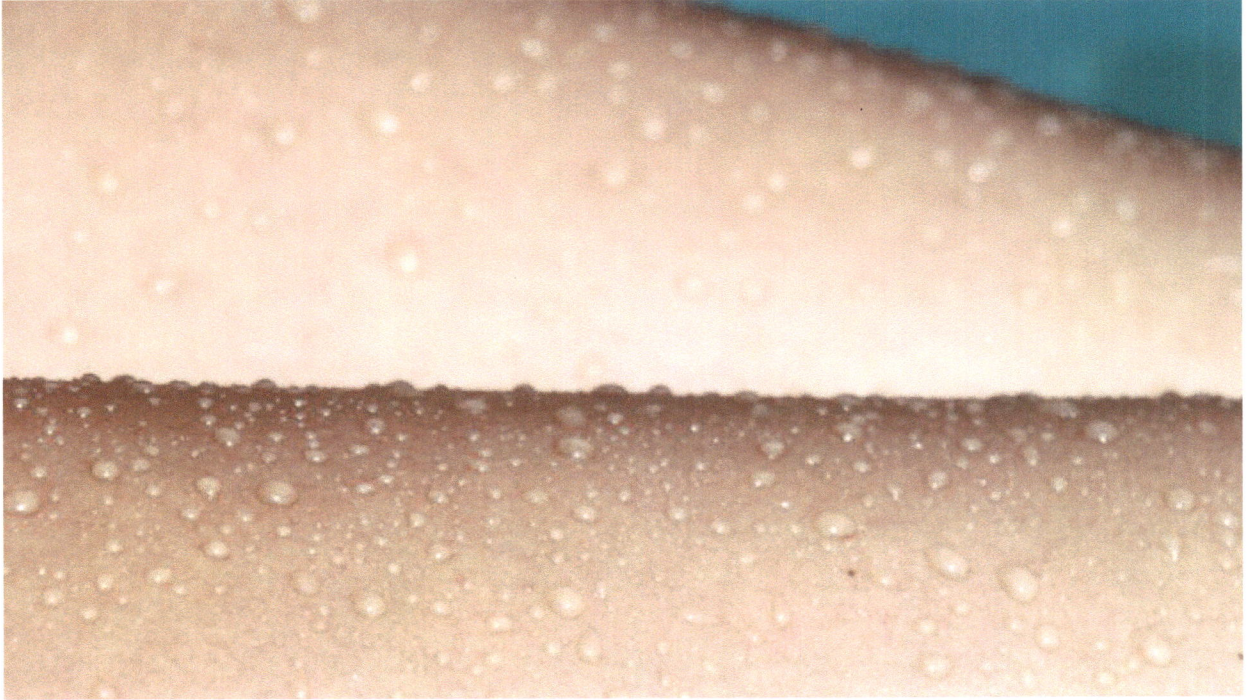

La nettoyer

La peau représente l'émonctoire le plus long à nettoyer, car, comme nous l'avons vu préalablement, ses couches sont successives et profondes. La patience est de mise lorsque l'on souffre de dermatoses et de troubles dermatiques.

Voici quelques méthodes pour dynamiser cet émonctoire :

Dans l'alimentation
À noter que la peau est totalement réactive à l'équilibre acido/basique. Le respect des quatre règles est primordial.
La peau est également le premier émonctoire hormonal. À ce titre, les produits laitiers bovins sont particulièrement contre-indiqués. Du fait de leur trop grande teneur en hormones bovines, à l'apport d'acide lactique ainsi qu'à la fermentation qu'ils génèrent et par extension... à l'état d'acidose qui en résulte.

Le Bain « hyperthermique* »
La seule condition permettant de réaliser un bain hyperthermique est d'avoir, chez soi, une baignoire suffisamment grande pour s'y plonger intégralement.

Le principe du bain hyperthermique repose sur le fait de commencer un bain à la température du corps, soit 37°, et d'augmenter progressivement la température de l'eau jusqu'à 42° (selon seuil de tolérance), durant 15 à 20 minutes.

L'intérêt de cette fièvre artificielle est d'aider l'organisme à éliminer ses toxines et résidus métaboliques par une transpiration provoquée artificiellement.

Afin de mieux supporter l'immersion dans l'eau chaude, il est possible de sortir quelques minutes les jambes hors de l'eau et d'appliquer un gant d'eau froide sur le front.

Sitôt sorti du bain, il est indispensable de s'allonger un minimum d'une demi-heure, en restant bien emmitouflé dans un peignoir, recouvert de plusieurs couvertures pour dynamiser la sudation.

Compte tenu des vertiges que l'on peut ressentir à la sortie du bain, il est conseillé de ne pas être seul chez soi lors d'un bain hyperthermique.

Vous pouvez ajouter au bain une décoction de plantes sudorifiques ou mieux quelques gouttes d'huile essentielle de romarin ou de térébenthine officinale.

*Attention : Le bain hyperthermique mérite une surveillance particulière ; il peut être déconseillé dans les troubles cardiaques et veineux avancés.

Phytothérapie

L'utilisation des plantes sudorifiques et drainantes de la peau, en teinture mère donne également d'excellents résultats:

> Bardane, Bourrache, Chicorée, Fumeterre, Mélisse, Pensée sauvage Plantain, Saponaire, Sureau, Violette…

Aromathérapie

Camomille, Citron, Genévrier, Géranium, Lavande, Ravensarat, Sauge…

D'autres techniques :

- Gant de crin de cheval à sec (stimule la microcirculation donc l'élimination par le sang)
- Sauna (ou bain nordique)
- Hammam (ou bain oriental)
- Bain alterné (chaud-froid) de Kneipp
- Bain chromatique
- Application de cataplasmes (d'argile, de plantes…)

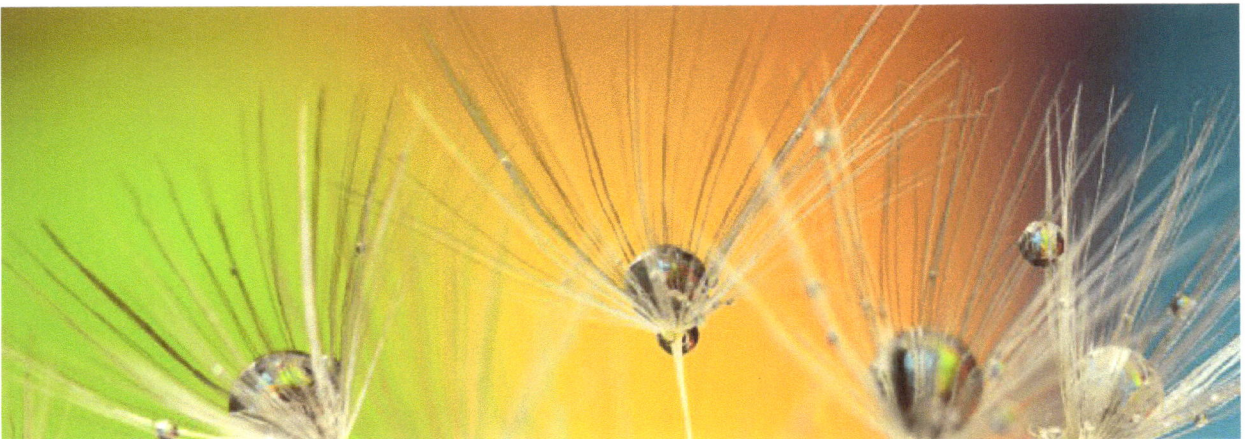

Les solutions naturelles

... pour les poumons

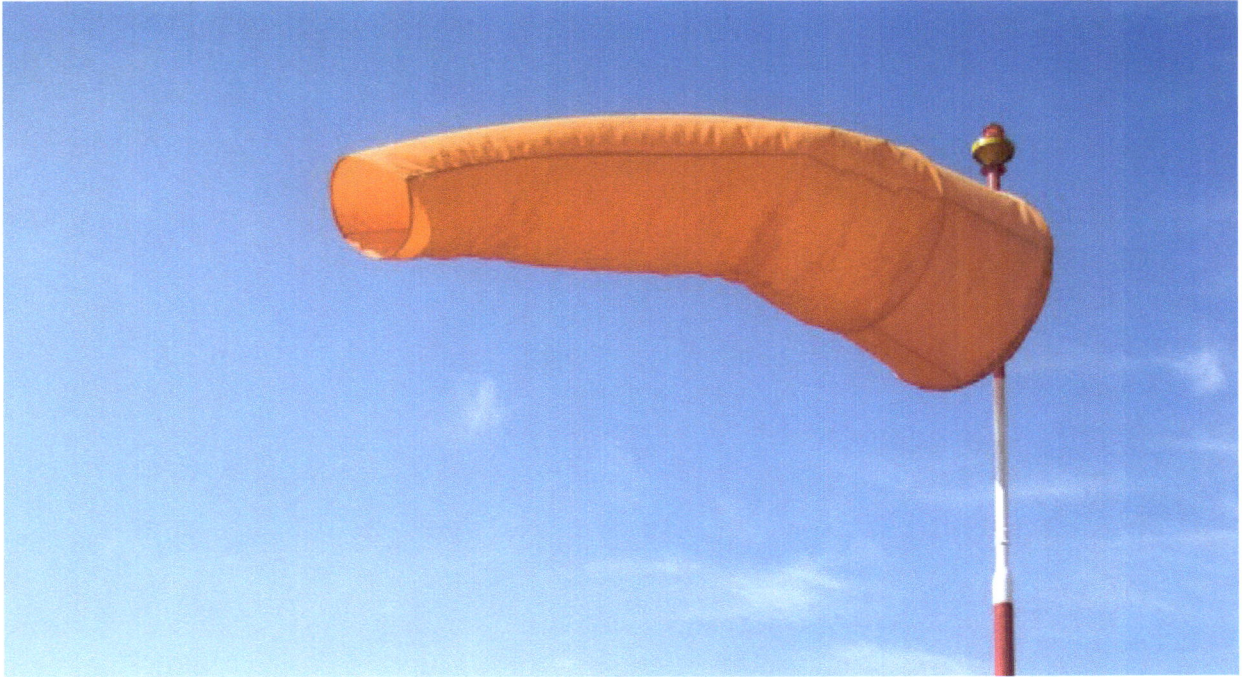

Respirer c'est vivre

Les poumons éliminent les toxines de deux manières, selon que les déchets soient de types cristalloïdes (acides) ou muqueux (colles).

- Le système ventilatoire élimine les acides
- Le système sécrétoire élimine les colles.

Voici comment stimuler ces émonctoires :

Respiration consciente

Augmenter la fréquence et/ou le volume respiratoire est une excellente technique pour dépolluer rapidement les poumons.

Même si le processus d'hyper ventilation est la plupart du temps involontaire et impressionnant lors de crise de spasmophilie notamment, il est possible de provoquer une ventilation volontaire par la pratique de discipline favorisant le contrôle respiratoire.

Ce seront les techniques de respiration conditionnées qui permettront ainsi de maintenir un bon rythme d'élimination.

       Citons:
- La double respiration du Yoga,
- La respiration en Sophrologie
- Les sports cardio (jogging, vélo, elliptique, natation, rameur, corde à sauter…)

Phytothérapie

L'utilisation de plantes béchiques, balsamiques, fluidifiantes, émollientes pectorales:

       Angélique, Aunée, Bouillon blanc, Capillaire, Coquelicot, Drosera Eucalyptus, Guimauve, Hysope, Marrube blanc, Pin, Plantain, Réglisse, Sapin, Tussilage...

Aromathérapie

Citron, Eucalyptus, Niaouli, Pin, Romarin, Thym...

D'autres techniques :
- Le bol d'air Jacquier
- Les inhalations (humides, médicinales...)

Les solutions naturelles
... pour les reins

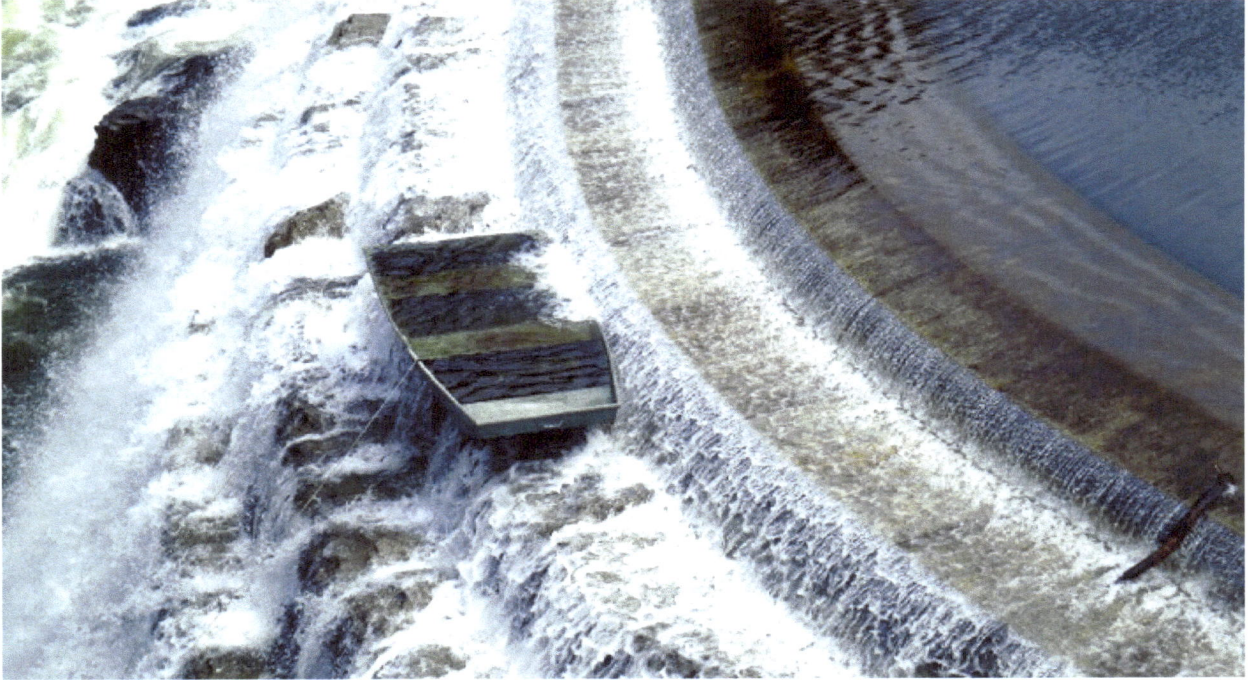

Laissez couler

Après la filtration du sang, la fonction rénale est, par son importance, la deuxième fonction d'élimination des déchets.

Le rein intervient directement sur le sang et sa qualité, mais il agit également sur la régulation de la température du corps et de la pression sanguine.

Mais l'essentiel de la fonction urinaire est d'éliminer les « cristaux » d'acides.

Aidez vos reins avec ces méthodes naturelles :

Par l'alimentation
Consommez régulièrement les aliments à tendance diurétique suivants:
Chou, Cresson, Fenouil, Fraise, Framboise, Oignon, Oseille, Poireau
Pomme, Concombre...
Cure d'eau: Buvez au moins 1 litre 1/2 d'eau chaque jour, du lever à 18h et en
dehors des repas.

Massages stimulants
Stimulez les fonctions d'élimination et de désincrustation des tissus par les
massages...
• Drainage lymphatique
• Réflexologie
• Massage ayurvédique

Phytothérapie
Consommez des plantes diurétiques, dépuratives, néphrétiques :
Bouleau, Bourrache, Busserole, Cassis, Queue de Cerise, Chiendent
Fenouil, Frêne, Maïs, Piloselle, Prêle, Reine-des-prés, Solidage, Tilleul...

Aromathérapie
Ail, Genévrier, Oignon, Pin, Santal, Térébenthine, Thym...

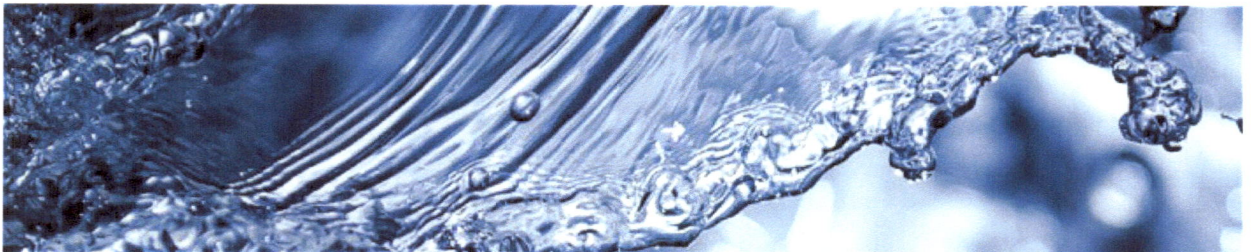

Les solutions naturelles
... pour les intestins

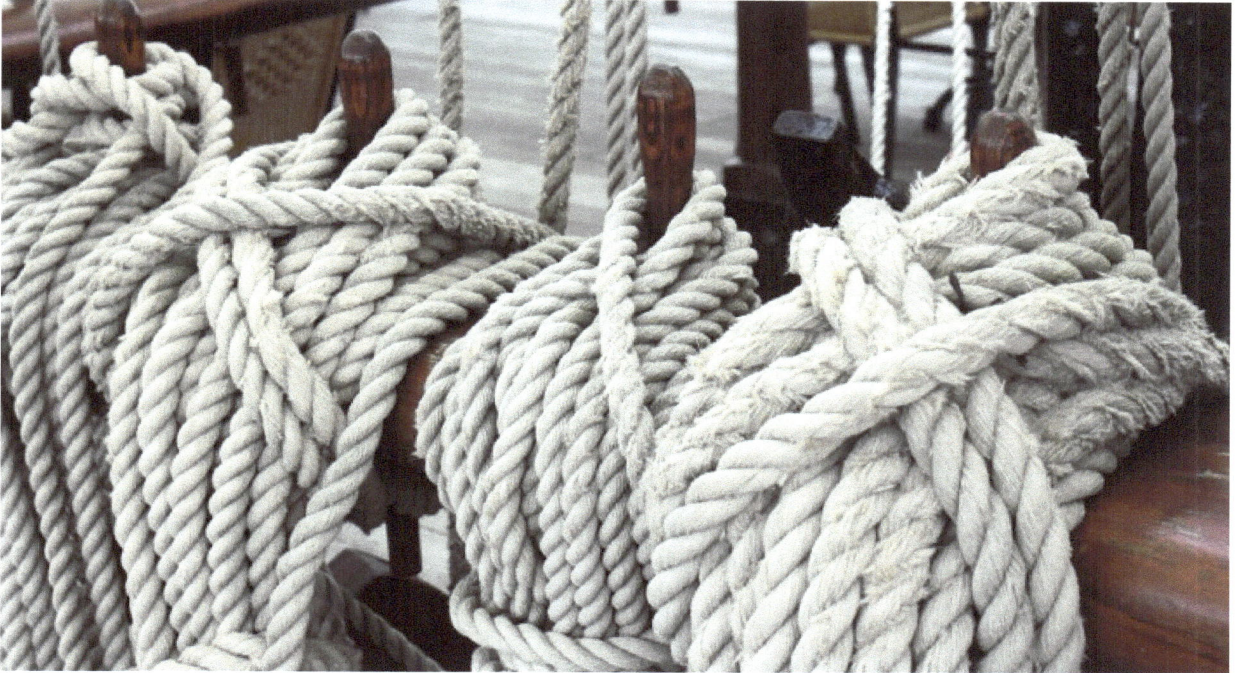

Éliminer en flux tendu

Considéré comme le cerveau émotionnel, l'intestin est certainement l'organe le plus intoxiqué après le foie.

La première et meilleure méthode pour nettoyer l'intestin est le jeûne. C'est ainsi que la quantité de toxines internes chutera le plus efficacement.

Étant donné l'aspect inquiétant du jeûne pour bon nombre de personnes, il est préférable d'opter pour des méthodes plus douces et lentes.

Soulagez vos intestins avec ces méthodes naturelles :

Par l'alimentation
- Monodiètes, régimes restrictifs...
- Consommation d'huile d'olive, ricin…

Phytothérapie

La réimplantation de la Flore intestinale avec des probiotiques de qualité est une obligation suite à tous traitements par antibiotiques, infections, chute de l'immunité...

Achetez des probiotiques a réfrigérer (gage de qualité) et ingérez les à jeun chaque matin pendant un mois. Suivez les posologies indiquées par le laboratoire.

> *ATTENTION: Pour que ces probiotiques agissent, ils doivent passer rapidement dans les intestins. Il est fortement déconseillé de manger en même temps ou dans les vingt minutes qui suivent leur prise, même si le laboratoire indique une compatibilité avec les repas.*

L'utilisation de plantes carminatives, digestives, dépuratives, laxatives et purgatives est parfois nécessaire afin de stimuler le transit...

> Artichaut, Boldo, Bourdaine, Chicorée, Curcuma, Mauve, Radis noir, Romarin, Ricin, Psyllium.

Aromathérapie
> Anis, Basilic, Carvi, Coriandre, Estragon, Lavande, Menthe, Muscade, Romarin, Sarriette, Thym.

D'autres techniques :
- Massages etiopathique du bas ventre
- Hydrothérapie du côlon
- Lavements (douche rectale)

Les solutions naturelles
... pour les muqueuses

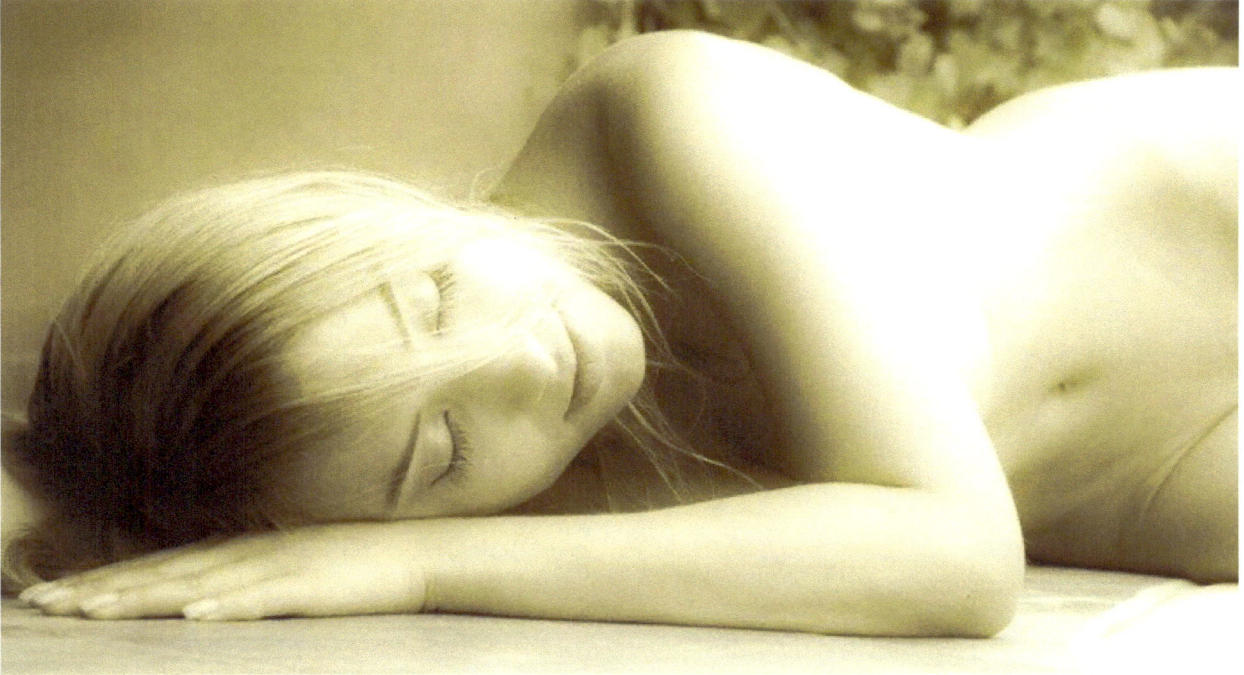

Siège de la vie

Les muqueuses génitales de la femme (utérus et vagin) méritent une surveillance attentive.

Il est primordial d'observer la qualité, la quantité, la régularité des menstruations. L'état sécrétoire de la muqueuse vaginale doit également faire l'objet d'attention.

Les gynécologues méritent d'être consultés pour les examens et le suivi réguliers de ces organes.

Dans le cas de sécrétions abondantes, il est important de favoriser l'épuration de ces muqueuses grâce aux méthodes naturopathiques.

Aidez au drainage des muqueuses avec ces méthodes naturelles :

Dans l'alimentation:
Diminuez, voir supprimez, la consommation de produits laitiers bovins. En effet les hormones bovines contenues dans les produits laitiers sont cumulatives aux hormones féminines et sont souvent en lien direct avec l'excès sécrétoire.

Cure d'eau: Buvez au moins 1 litre 1/2 d'eau chaque jour, du lever à 18h et en dehors des repas.

Massages stimulants
Stimulez les fonctions d'élimination et de désincrustation des tissus par les massages...
- Drainage lymphatique
- Réflexologie
- Massage ayurvédique

Phytothérapie
Utiliser des plantes emménagogues, astringentes, antiseptiques, dépuratives:

Absinthe, Alchemille, Armoise, Camomille, Safran, Sauge (contre indiquée en cas d'hypertension), Souci (Calendula)…

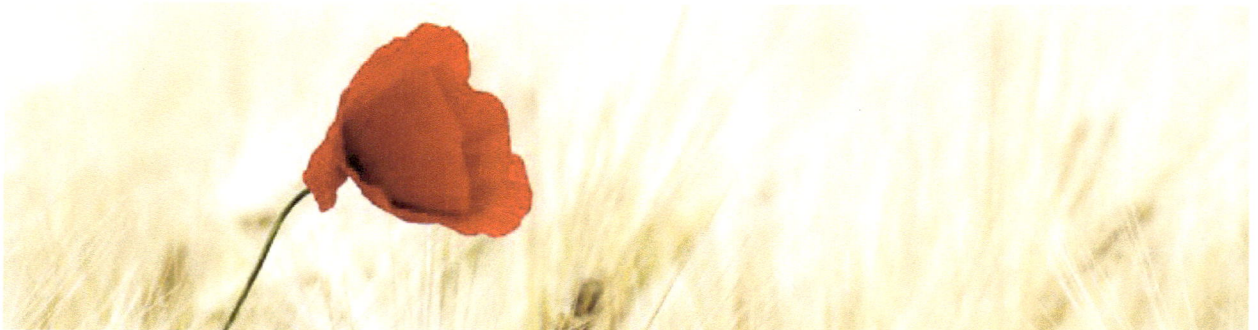

6

Aller plus loin…

« La force qui est en chacun de nous est notre plus grand médecin. »
HIPPOCRATE

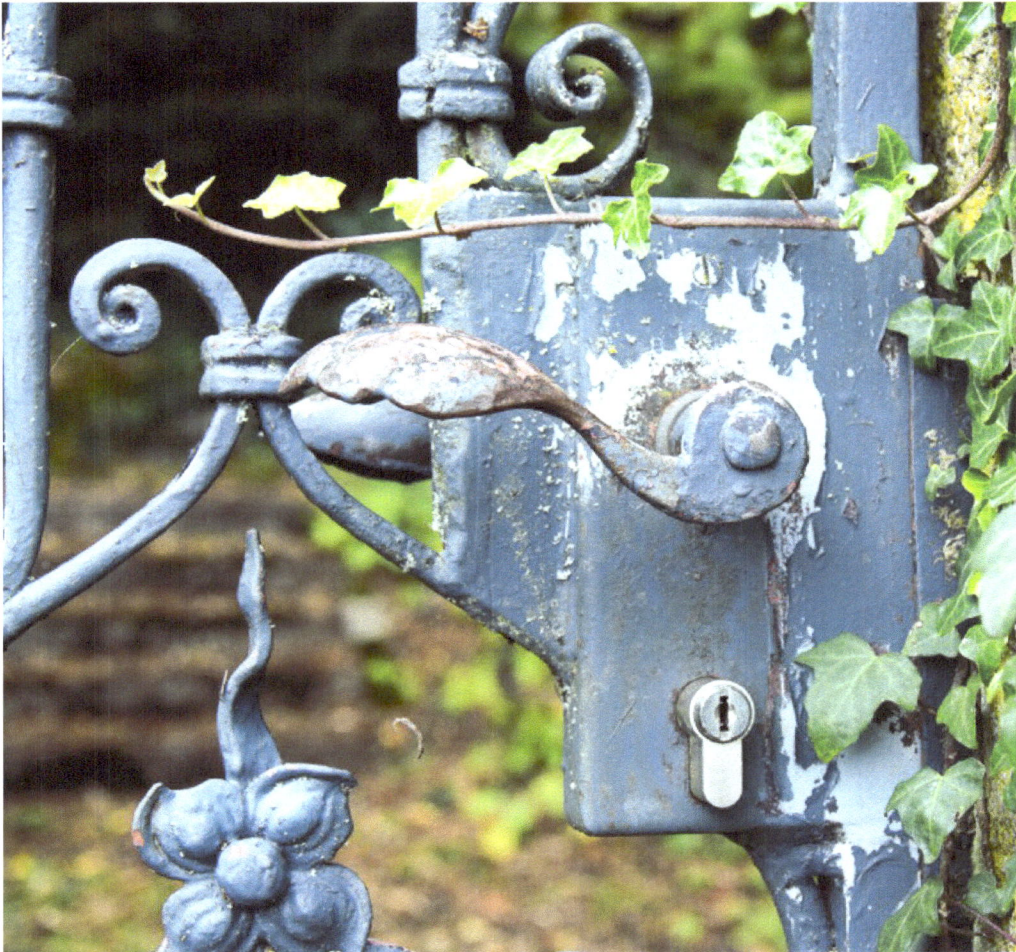

En résumé :

Pour être en bonne santé...

- Il faut chercher, trouver et comprendre les causes profondes de ses symptômes.
- Il faut être prêt à changer son mode alimentaire au quotidien.
- Il faut appliquer les quatre règles d'association alimentaire.
- Il faut veiller à un bon équilibre acido-basique.
- Il faut aider son corps avec la phytothérapie, les thérapies naturelles...
- Il faut pratiquer un sport cardio-vasculaire. (en accord avec votre médecin et sous contrôle médical)
- Il faut méditer, apprendre à maîtriser sa respiration, à écouter ses rythmes de sommeil et ses besoins…
- Il faut être curieux et volontaire et ne pas craindre les nouveaux projets

L'Autonomie de la Vie

Il est temps de vous quitter afin que vous puissiez cheminer vers une santé durable et pérenne. Néanmoins il me semblait nécessaire de vous proposer un accompagnement au quotidien. C'est pour cela que vous trouverez dans les pages suivantes quelques recettes culinaires simples et savoureuses qui respectent les règles exposées et démontrées dans la majeure partie de ce livre.
Je vous souhaite une vie pleine de vitalité, d'enthousiasme, de projets et de moyens que les réaliser.

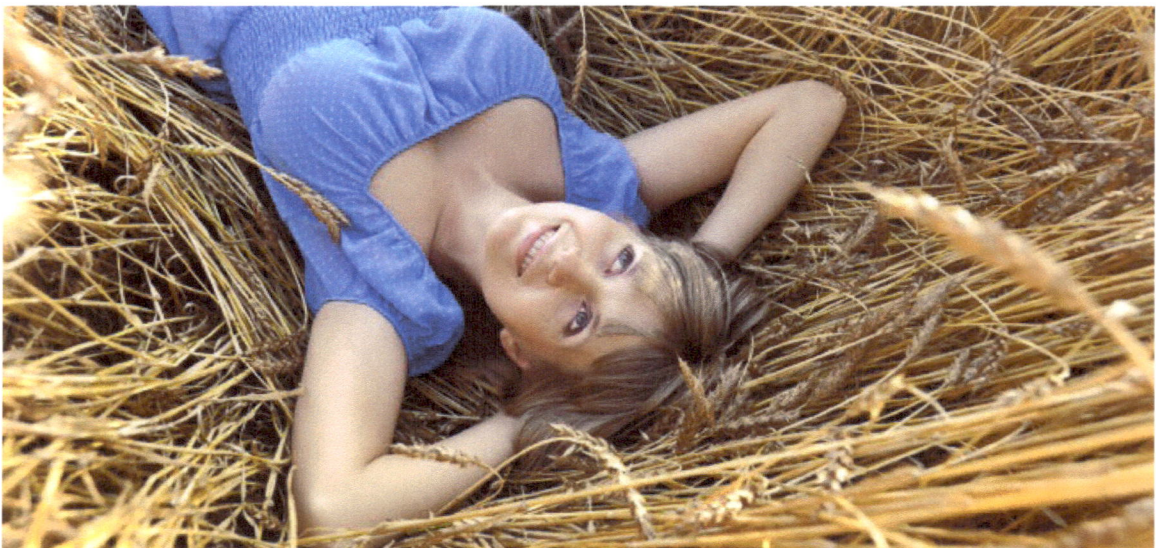

6

Les recettes

Les entrées

(ou plats légers pour le dîner)

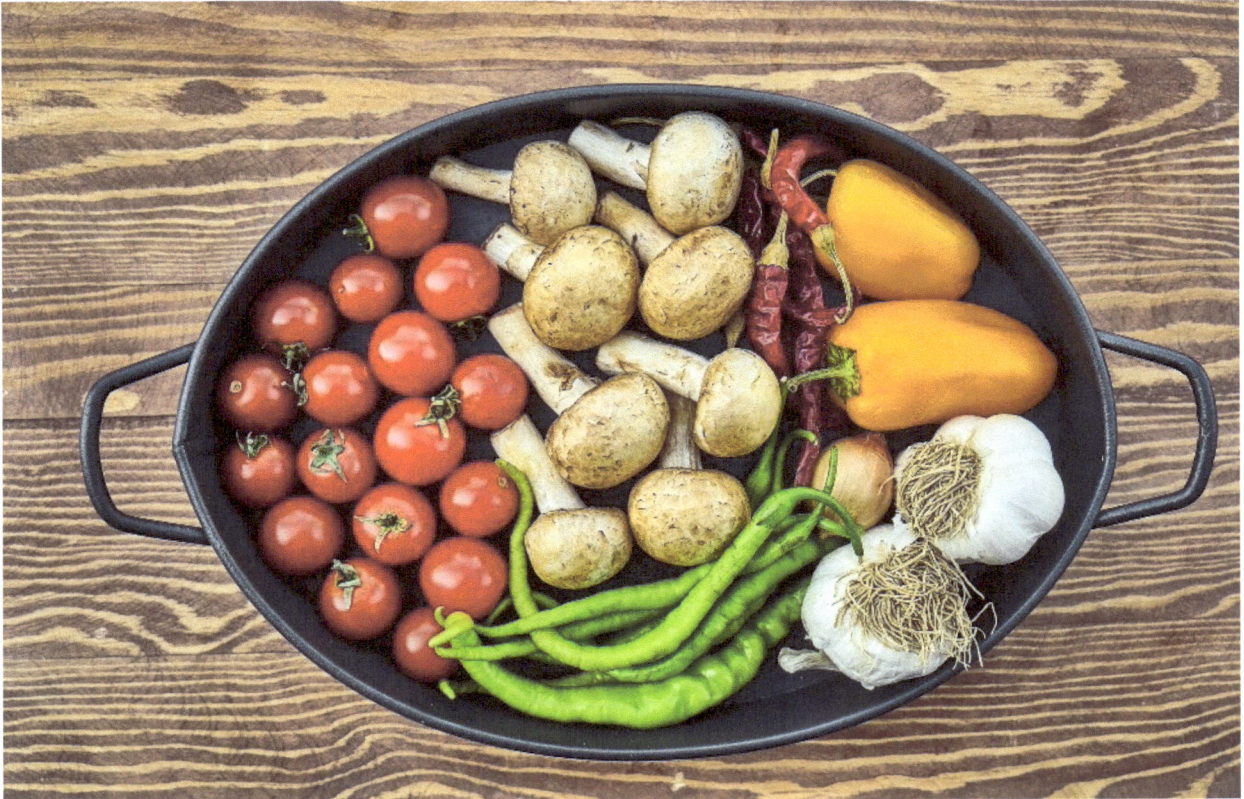

BOULETTES DE FROMAGE DE CHÈVRE FRAIS À LA CIBOULETTE

Préparation : 10 minutes

Ingrédients pour 1 personne
40 g de chèvre frais
Quelques brins de ciboulette fraîche
Poivre

Assaisonner le fromage avec un peu de poivre.

Prendre le fromage et former des petites boulettes en les roulant entre les paumes de la main.

Ciseler la ciboulette préalablement lavée, la disposer dans une assiette plate.

Passer les boulettes de fromage de chèvre dans l'assiette pour les enrober de ciboulette.

Réserver au frais jusqu'à leur utilisation. Au moment de servir, disposer les boulettes dans un potage, un gaspacho ou sur un lit de salade.

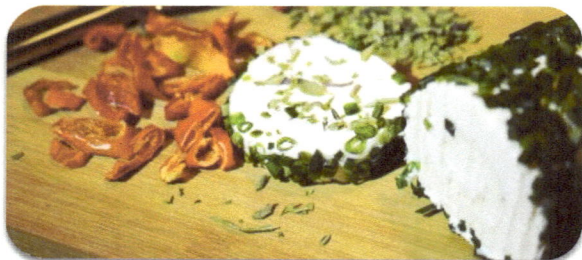

CAROTTES FAÇON GRAND-MÈRE

Préparation : 15 minutes

Cuisson : 20 minutes

Ingrédients pour 1 personne
200 g de carottes
100 g d'allumettes de jambon fumé
1/2 oignon
Quelques brins de persil, sel, poivre

Laver et couper les carottes en rondelles.

Les faire cuire dans un fond d'eau à l'étouffée (environ 20 minutes).

A mi-cuisson, ajouter l'oignon, le persil et les allumettes de jambon.

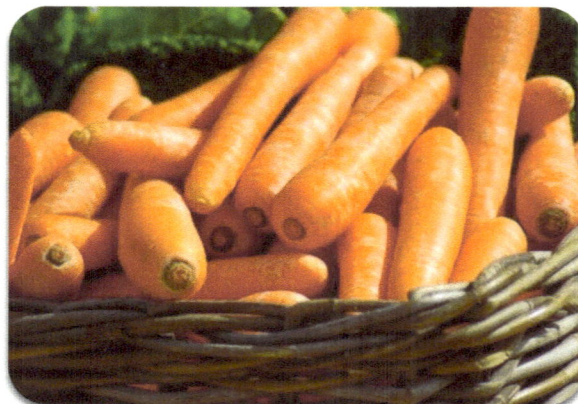

CARPACCIO DE SAUMON FUMÉ

Préparation : 5 minutes

Réfrigération : 1 heure

Ingrédients pour 1 personne
1 tranche de saumon fumé
Le jus de 1/2 citron vert
3 baies roses concassées, aneth, poivre

Couper grossièrement la tranche de saumon.
La disposer sur une petite assiette.
Arroser de jus de citron vert.
Saupoudrer de baies roses concassées, de poivre et répartir l'aneth.
Réserver au frais jusqu'au service.

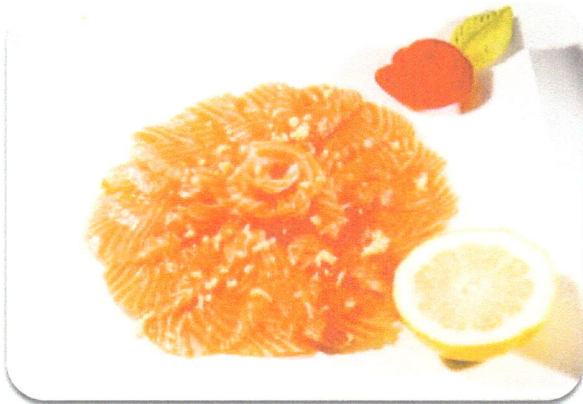

CONCOMBRE FARCI AU CHÈVRE

Préparation : 15 minutes

Ingrédients pour 1 personne
100 g de concombre
50 g de fromage de chèvre frais
Menthe fraîche, sel, poivre

Couper le concombre en petits tronçons.

Les poser à la verticale (comme un tronc d'arbre), évider le centre à l'aide d'un vide-pomme.

Travailler le fromage de fraîche hachée.

Farcir les tronçons de ce mélange.
Servir bien frais.

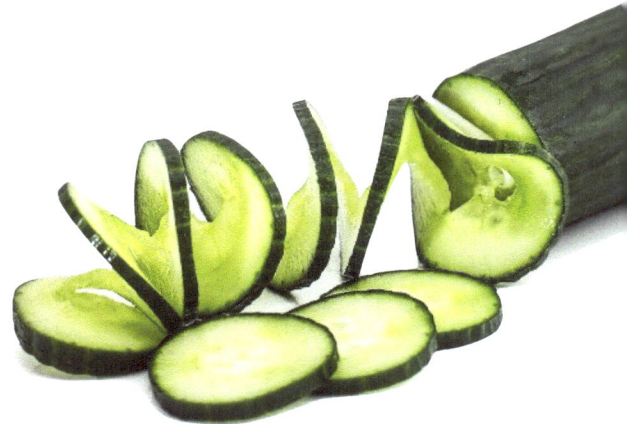

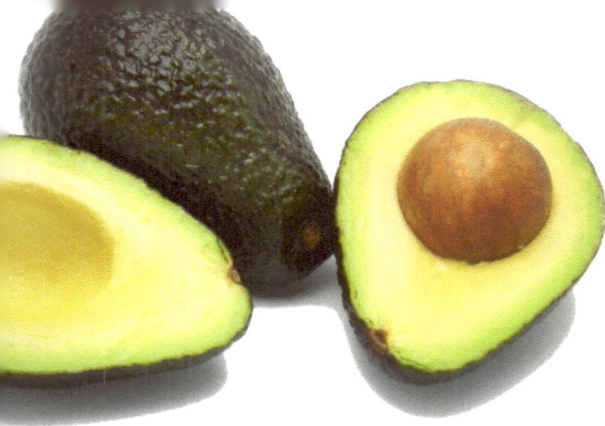

FÉROCE D'AVOCAT

Préparation : 20 minutes

Réfrigération : 1 heure

Ingrédients pour 1 personne
1/2 avocat
150 g de morue dessalée
1/2 oignon rouge
Poivre, persil haché
Quelques gouttes de jus de citron vert

Peler l'oignon et le ciseler finement. Effeuiller la morue dessalée.

Prélever la chair de l'avocat, l'écraser et ajouter quelques gouttes de jus de citron.
Mélanger tous les ingrédients et écraser à l'aide d'une fourchette pour obtenir une purée grossière.

Réserver au frais jusqu'au service.

MÂCHE ET CAROTTES RÂPÉES À L'HUILE DE NOIX

Préparation : 20 minutes

Ingrédients pour 1 personne
40 g de mâche
60 g de carottes
1 c. à s. d'huile de noix
1 c. à c. de jus de citron
1/2 échalote
1/2 c. à c. de moutarde
Sel, poivre

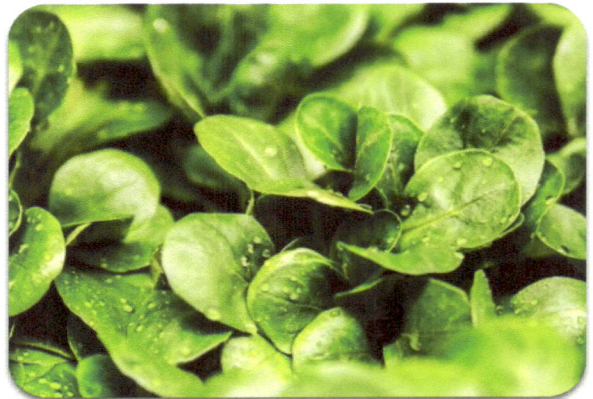

Préparer une émulsion d'assaisonnement avec la moutarde, l'huile de noix, le jus de citron, sel, poivre + 1 c. à s. d'eau.

Réserver au frais.
Laver, éplucher et râper les carottes.
Éplucher et émincer l'échalote.
Rincer la mâche.
Dans une assiette, déposer la mâche, les carottes râpées et l'échalote. Napper de l'émulsion à l'huile de noix et déguster aussitôt.

SALADE GRECQUE

Préparation : 7 minutes

Ingrédients : pour 1 personne
40g de féta nature
25 g de concombre
25 g de poivron vert et/ou rouge
1/2 oignon, 2 olives noires
Sel, poivre, origan
Jus de 1/2 citron

Éplucher et émincer l'oignon.

Couper le concombre, le poivron et la féta en petits dés et les olives en fines rondelles.

Mélanger tous les ingrédients, arroser de jus de citron, saler, poivrer et saupoudrer d'origan.

À consommer bien fraîche.

NOIX DE SAINT-JACQUES RÔTIES AUX NOISETTES, FONDUE D'ÉCHALOTES

Préparation : 15 minutes

Cuisson : 6 minutes

Ingrédients pour 1 personne
3 noix de Saint-Jacques
10 g de noisettes en poudre
1 échalote, sel, poivre, persil
1 c. à c. de jus de citron

Éplucher et ciseler l'échalote.
Passer les deux faces de chaque noix de Saint-Jacques dans la poudre de noisettes pour bien les enrober.
Poêler 3 minutes de chaque côté. Saler, poivrer et saupoudrer de persil. Réserver.
Remplacer par l'échalote ciselée, la faire revenir à sec jusqu'à ce qu'elle soit translucide, ajouter le jus de citron, le sel et le poivre.
Servir la fondue d'échalotes entourée des 3 noix de Saint-Jacques poêlées.

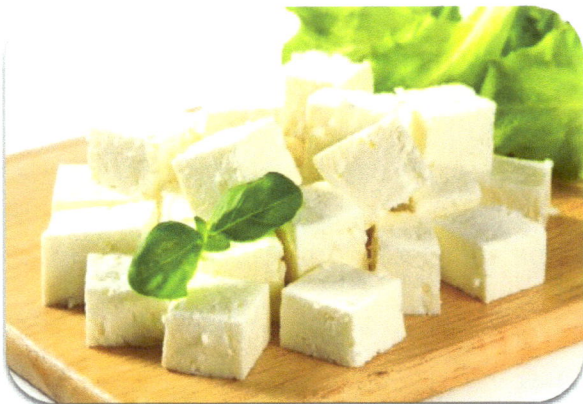

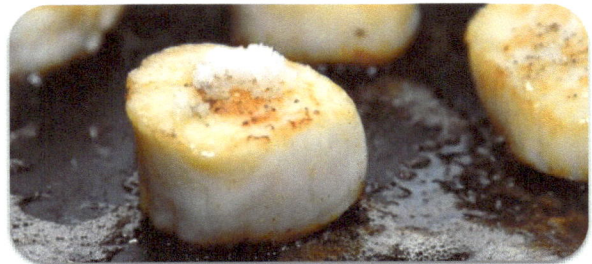

SALADE CROQUANTE DE COURGETTES AU CITRON ET SÉSAME GRILLÉ

Préparation : 5 minutes

Ingrédients pour 1 personne
100 g de courgettes
1 c. à s. de jus de citron
1 c. à c. de coriandre moulue
1 c. à s. de graines de sésame grillé
Sel, poivre

Laver et râper les courgettes en julienne.

Mélanger les courgettes crues avec le jus de citron, la coriandre, sel et poivre.

Saupoudrer de graines de sésame grillé. Servir.

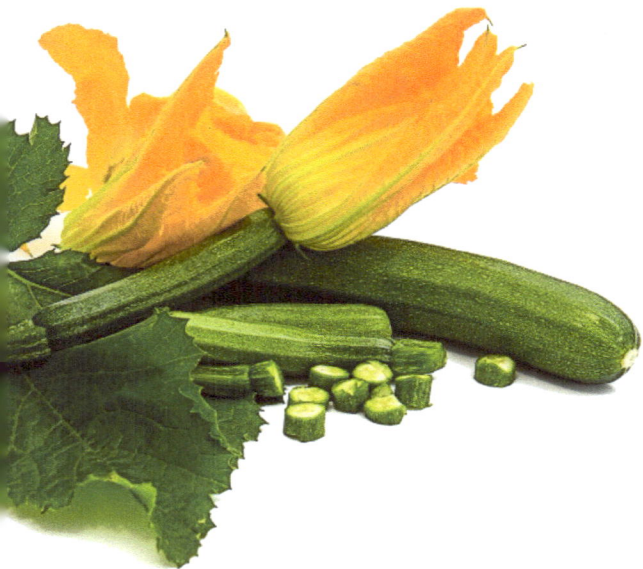

POIVRONS GRILLES À L'AIL

Préparation : 20 minutes

Attente : 1 heure

Cuisson : 10 à 15 minutes

Ingrédients pour 1 personne
2 poivrons rouges
1 gousse d'ail
1 c. à s. d'huile d'olive
Sel, poivre

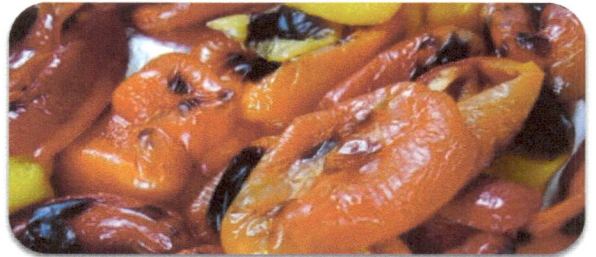

Allumer votre four position gril.
Laver les poivrons, et les essuyer avec du papier absorbant.
Les déposer sur une plaque dans le four (porte du four entrouverte), jusqu'à ce qu'ils soient bien grillés sur toutes les faces.
Mettre les poivrons chauds dans un sac plastique et fermer le sac.
Attendre 1 h.
Peler les poivrons à la main, les vider et les couper en lanières.
Écraser l'ail dans un bol.
Mélanger les poivrons avec l'ail écrasé, l'huile d'olive, saler et poivrer.
Réserver au frais, à consommer froid ou tiède.

SOUPE DE MOULES

Préparation : 25 minutes

Cuisson : 35 minutes

Ingrédients pour 1 personne
100 g de moules (sans les déchets)
1/2 oignon , 75 g de chou
Persil, Thym
1 pincée de curry , Sel, poivre

Placer les moules dans une casserole avec un verre d'eau.
Cuire à feux doux en remuant pendant 10 minutes.
Éplucher et émincer l'oignon.
Émincer le chou.
Faire revenir l'oignon dans une cocotte sans ajouter de matières grasses, puis ajouter le chou.
Mouiller avec l'eau de cuisson des moules et 20cl d'eau et cuire 15 minutes.
Assaisonner.
Ajouter les moules.
Laisser cuire encore 10 minutes.

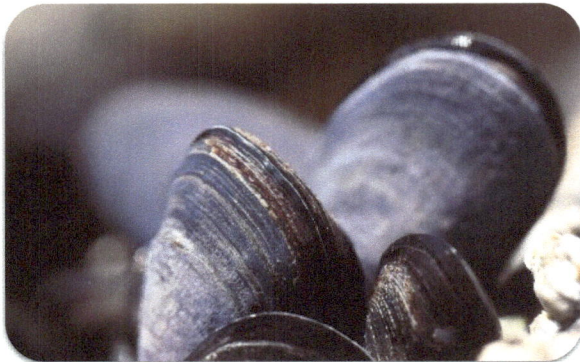

CRÈME DE BETTERAVES

Préparation : 15 minutes

Réfrigération : 1 heure

Ingrédients pour 1 personne
100 g de betteraves cuites sous vide
25 g de concombre
100 g de yaourt de brebis
1/4 de gousse d'ail, sel, poivre, Ciboulette

Éplucher le concombre,
le couper en deux et l'épépiner.

Mixer les betteraves, le concombre, la gousse d'ail et le yaourt de brebis.

Assaisonner, ne pas hésiter à forcer sur le poivre.

Verser dans un petit bol, saupoudrer de ciboulette ciselée.

À déguster bien frais.

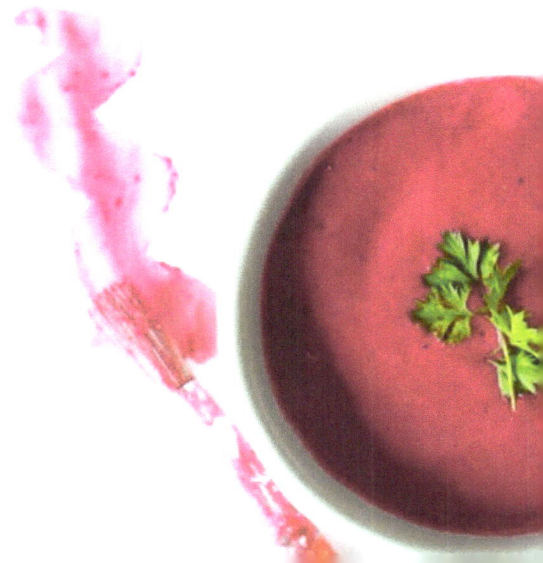

CROUSTILLANT AU THON, À L'ŒUF ET AUX CÂPRES

Préparation : 15 minutes

Cuisson : 10 à 15 minutes

Ingrédients pour 1 personne
1 feuille de brick
100 g de thon au naturel
1œuf
1/4 d'oignon
5 câpres
1 c.à c. d'huile d'olive
Persil, curry, sel, poivre
Salade verte

Préchauffer le four à 190°C.
Émincer l'oignon finement, le mélanger avec le thon égoutté, l'œuf, les câpres, le persil. Assaisonner.

Disposer la garniture au centre de la feuille de brick, badigeonner les bords d'huile d'olive et plier la feuille pour former un paquet carré.

Disposer le croustillant sur une plaque couverte de papier sulfurisé et enfourner environ 10 à 15 minutes jusqu'à ce qu'il soit doré.

Disposer sur un lit de salade et déguster.

FLAN PROVENÇAL SURPRISE FROMAGE

Préparation : 25 minutes

Cuisson : 20 minutes

Ingrédients pour 1 personne
100 g de coulis de tomates nature
1 œuf
20 g de Maïzena
1/2 de gousse d'ail, persil, thym
6 olives vertes dénoyautées
25 g de fromage de chèvre
1 poignée d'amandes émondées concassées, sel, poivre

Préchauffer le four à 200 °C.

Couper les olives en fines rondelles, presser la gousse d'ail.

Mélanger le coulis de tomates, l'ail, le persil, le thym, l'œuf battu et la Maïzena.

Saler et poivrer.

Ajouter ensuite les rondelles d'olives et les amandes concassées.

À l'aide d'un papier absorbant imbibé d'huile, graisser un ramequin (ou bol) adapté au four.

Remplir à moitié du mélange tomaté.

Déposer le fromage de chèvre et couvrir du reste de la préparation.

Enfourner 20 minutes environ.

Servir tiède ou, pourquoi pas, froid.

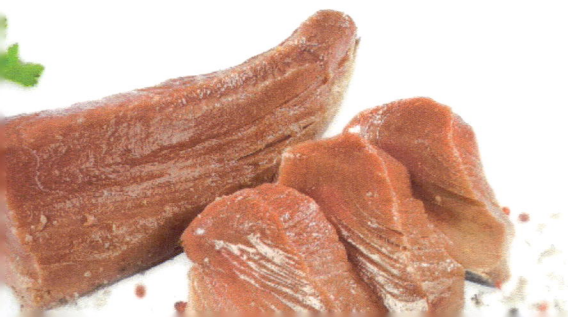

RILLETTES DE THON DIÉTÉTIQUES

Préparation : 15 minutes

Cuisson : 5 minutes

Ingrédients pour 1 personne
125 g de thon au naturel
1/2 yaourt de brebis nature
1/2 jus de citron
1/2 échalote
1/2 c. à c. de moutarde
Persil haché
1 c. à c. de câpres (facultatif)
Sel, poivre

Ciseler l'échalote puis la faire revenir à sec dans une poêle antiadhésive jusqu'à ce qu'elle soit translucide.
En fin de cuisson, ajouter le jus de citron.
Dans un bol, écraser à la fourchette le thon, le yaourt de brebis, l'échalote cuite avec le jus de citron, la moutarde, le persil, un peu de sel et de poivre. Mélanger pour rendre la préparation homogène.
Prendre 2 cuillères à soupe et former des quenelles.
Les disposer sur une petite assiette, répartir les câpres (facultatif).
Servir bien frais, à tartiner sur du pain complet.

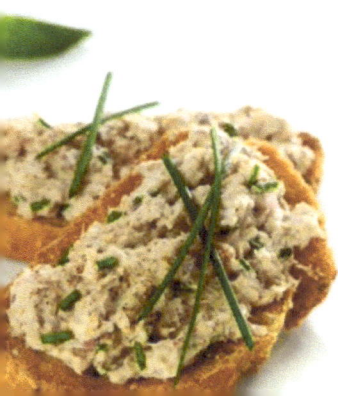

SALADE D'AUBERGINES

Préparation : 15 minutes

Réfrigération : 2 heures

Cuisson : 15 à 20 minutes

Ingrédients pour 1 personne
125 g d'aubergine
1/4 de gousse d'ail
1 c. à c. d'huile d'olive
1 c. à c. de jus de citron
Sel, poivre, graines de cumin

Laver l'aubergine, la couper en dés, la mettre dans une poêle avec l'huile d'olive, le sel et le poivre.

Faire rissoler durant 15 à 20 minutes environ.

Presser la gousse d'ail, l'ajouter à l'aubergine cuite, assaisonner de sel, poivre, graines de cumin et verser le jus de citron.

Laisser reposer au frais 2h puis déguster.

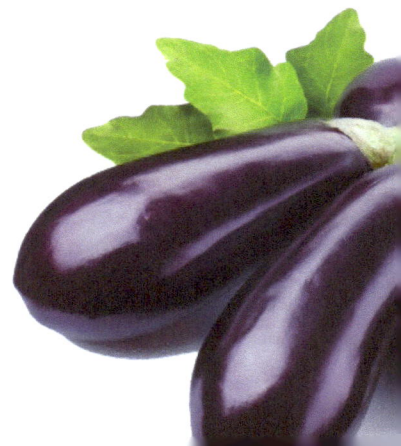

SALADE DE CHAMPIGNONS À LA RUSSE

Préparation : 15 minutes

Cuisson : 10 minutes

Ingrédients pour 1 personne
125 g de champignons
50 g de filet de colin
1 petit oignon blanc
1 gros cornichon à la russe

Faire cuire le poisson au court-bouillon pendant 10 minutes, puis laisser refroidir.
Laver et émincer les champignons et les couper en fines lamelles.

Émincer finement l'oignon et le cornichon et mélanger avec le poisson émietté.

Dans une assiette, disposer les champignons et recouvrir avec la préparation au poisson.

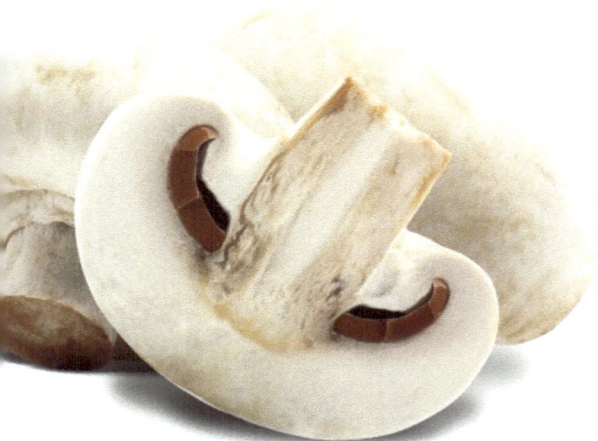

SOUPE CHINOISE

Préparation : 45 minutes
(dont 30 minutes de trempage)

Cuisson : 35 minutes

Ingrédients pour 4 personnes
25 cl d'eau
50 g de laitue
50 g de carottes
50 g de tomates
30 g de champignons noirs séchés
1 c. à c. de sauce soja
Quelques feuilles de coriandre
1 pincée de 5 épices
Poivre de Sichuan
1 bouillon Kub-Or

Faire tremper les champignons noirs 30 minutes dans l'eau tiède, puis les rincer et les couper en fines lamelles. Laver et égoutter la laitue.
La couper en fines lanières. Peler, épépiner et couper les tomates en petits dés.
Laver, peler et couper les carottes en fins bâtonnets.
Dans une casserole, verser l'eau et le bouillon Kub-Or.
Dès que l'eau est frémissante, ajouter les légumes, la coriandre ciselée, la sauce soja, le poivre et les 5 épices.
Laisser mijoter 35 minutes.
Servir bien chaud.

SOUPE DE COURGETTES ET CAROTTES À LA HARISSA

Préparation : 15 minutes

Cuisson : 20 minutes

Ingrédients pour 1 personne
150 g de courgettes
150 g de carottes
1/2 c.à c.de harissa
1 pincée de coriandre
1 pincée de cumin
1 gousse d'ail
Sel, poivre

Éplucher les carottes, la courgette et la gousse d'ail, retirer les graines de la courgette.

Couper les légumes en petits dés et les mettre dans une casserole.

Ajouter 20 cl d'eau, la coriandre et le cumin, saler, poivrer et laisser cuire à feu moyen pendant 15 à 20 minutes.

Juste avant de servir, ajouter la harissa et bien mélanger.

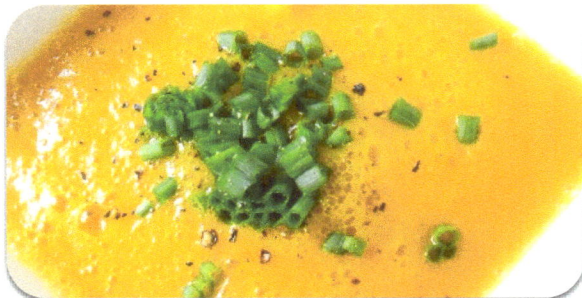

TABOULÉ LIBANAIS

Préparation : 15 minutes

Ingrédients pour 1 personne
1 c. à s. de boulgour
1/4 de botte de persil plat
1/8 de botte de menthe fraîche
Le jus de 1/2 citron
1/4 de poivron vert et rouge
1/4 d'oignon
1 c. à c. d'huile d'olive
Sel, poivre

Mettre le boulgour dans un grand saladier, verser le jus de citron dessus. Pendant que le boulgour se réhydrate, laver les herbes et les légumes, les couper le plus finement possible.

En faire de même avec l'oignon.
Petite astuce : pour ciseler finement les herbes, servez-vous d'une paire de ciseaux.

Ajouter dans le saladier les herbes ciselées, l'oignon et les légumes, saler, poivrer, et ajouter l'huile d'olive.
Servir bien frais.

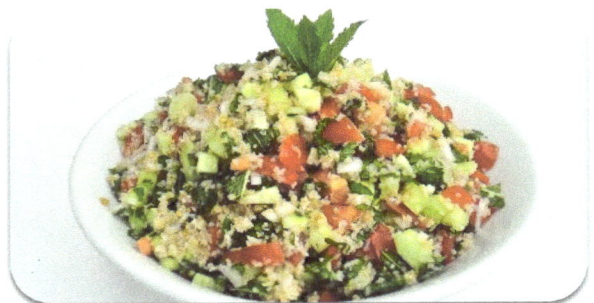

TARTINE AU CONCOMBRE

Préparation : 10 minutes

Ingrédients pour 1 personne
50 g de concombre
½ de yaourt de brebis
25 g de blanc de poulet ou de dinde
Ciboulette, sel, poivre

Laver le concombre et le couper en rondelles.

Saler et laisser dégorger dans une passoire.

Mixer le yaourt de brebis, le blanc de volaille, la ciboulette à l'aide d'un robot.

Assaisonner.

Tartiner sur les rondelles de concombre rincées et servir bien frais.

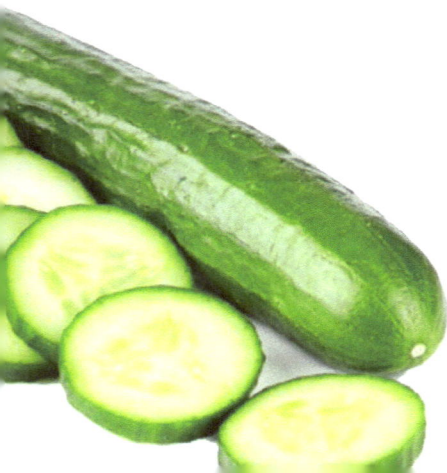

MINI-TERRINE DE POULET AUX CHAMPIGNONS FORESTIERS

Préparation : 25 minutes
Cuisson : 45 minutes

Ingrédients pour 1 personne
150 g d'escalopes de poulet, 80 g de mélange de champignons forestiers surgelés, 1 œuf, persil, 1/2 oignon
100 g de yaourt de brebis, sel, poivre

Décongeler les champignons en les faisant revenir à sec dans une poêle antiadhésive.
Éplucher et ciseler finement l'oignon, l'ajouter ensuite dans la poêle.
Ajouter le persil en fin de cuisson.
Hacher 100 g d'escalopes de poulet, réserver les 50 g restants.
Ajouter l'œuf battu et le yaourt, mixer encore, ajouter le mélange de champignons à l'oignon et au persil, puis saler et poivrer.

Réserver 30 minutes au réfrigérateur.
Préchauffer le four à 180 °C.
Prendre une miniterrine en silicone (ou moule à cake individuel), verser la moitié de la préparation hachée.

Répartir par-dessus les 50 g d'escalopes de poulet entières, puis recouvrir avec le reste de farce.
Enfourner au bain-marie (poser la terrine dans un plat plus large qui contient un peu d'eau), et laisser cuire 30 minutes, baisser la température à 120°C et prolonger la cuisson encore de 15 minutes.

Laisser refroidir puis démouler et couper en tranches.

TERRINE DE CABILLAUD AU CURRY

Préparation : 30 minutes

Cuisson : 30 minutes

Ingrédients pour 1 personne
125 g de filets de cabillaud
1 œuf
100gr de yaourt de brebis
1/2 échalote
Sel, poivre, curry, ciboulette
Huile d'olive (pour le ramequin)

Préchauffer le four à 190 °C.
Mixer par petites impulsions le cabillaud, l'échalote préalablement épluchée, la ciboulette lavée, le yaourt de brebis, l'œuf puis l'assaisonnement (sel, poivre, curry).

Huiler l'intérieur d'un ramequin, à l'aide d'un papier absorbant.

Verser l'appareil dans le ramequin, le disposer dans un bain-marie (plat à gratin rempli d'eau froide, arrivant aux 3/4 du bord supérieur du ramequin), et enfourner 30 minutes (la surface ne doit pas se dessécher).

Sortir le ramequin du bain-marie, démouler la terrine de poisson et la servir immédiatement, accompagnée d'un filet d'huile d'olive citronné.

TOASTS AU CHÈVRE CHAUD

Préparation : 5 minutes

Cuisson : 10 minutes

Ingrédients pour 1 personne
1 tranche de pain complet (15 g)
25 g de crottin de chèvre
1 c. à c. d'herbes de Provence

Préchauffer le gril du four.
Couper la tranche de pain en plusieurs morceaux, trancher le crottin et le répartir sur les segments de pain.

Saupoudrer d'herbes de Provence et enfourner jusqu'à ce que le fromage soit moelleux, voire fondant.

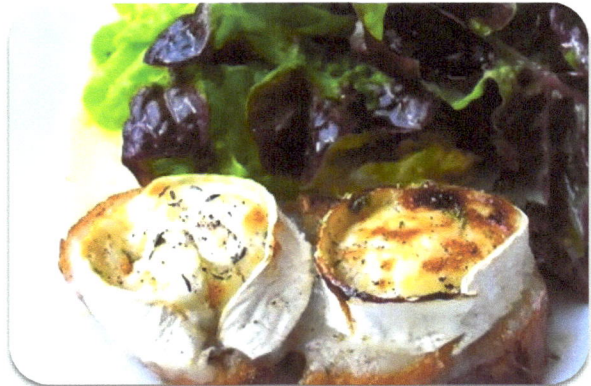

CAROTTES RÂPÉES À L'ORIENTALE

Préparation : 10 minutes

Ingrédients pour 1 personne
150 g de carottes
20 g de raisins secs
Persil, sel, poivre
1 c. à s. de jus de citron
1 c. à s. de nuoc-nam
1 c. à c. de sucre de canne en poudre 1 c. à s. d'eau

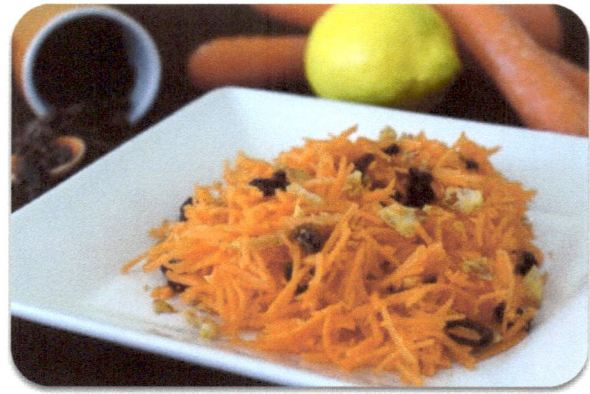

Faire tremper les raisins secs dans un peu d'eau (facultatif).
Éplucher et râper les carottes.
Dans un bol, mélanger l'eau, le citron, le nuoc-nam, le sucre.
Dans un saladier, mélanger les carottes, les raisins secs, la sauce préparée et le persil.
Saler et poivrer.

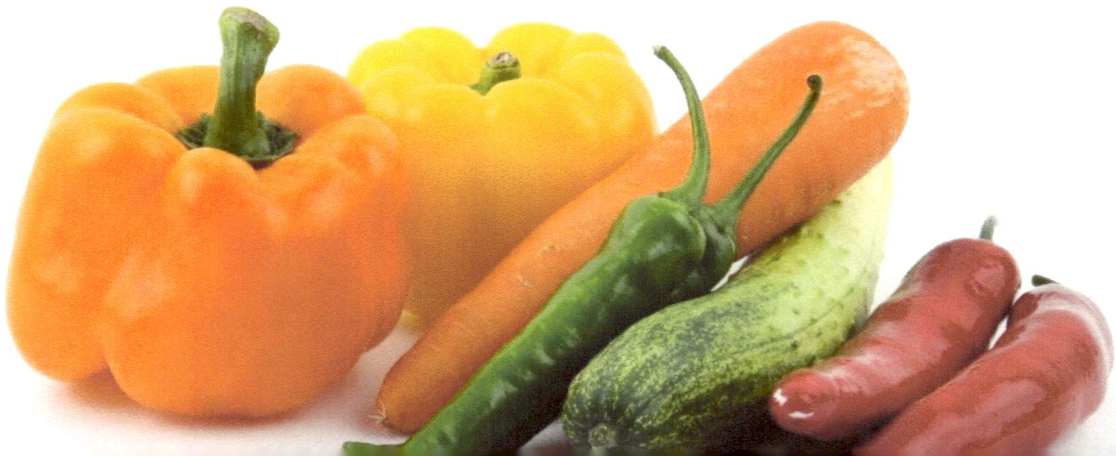

Les recettes

Les plats

BROCHETTE DE POULET ÉPICÉ AUX BROCOLIS

Préparation : 20 minutes

Cuisson : 20 minutes

Repos : 30 minutes

Ingrédients pour 1 personne
150 g de blanc de poulet, 50 g de fleurettes de brocolis frais, 1/4 de gousse d'ail, 1 c. à s. de sauce Maggi
Thym, ciboulette, piment de Cayenne, Poivre, des pics à brochette

Couper le poulet en gros dés, les mettre dans un saladier avec l'ail, le thym, la ciboulette, le piment, la sauce Maggi et le poivre.
Laisser mariner 30 minutes au frais.
Préchauffer le four à 180 °C
Laver les brocolis et détailler en fleurettes.
Piquer en alternance sur les brochettes les dés de poulet et les brocolis.
Mettez au four pendant 15-20 minutes.

ÉMINCÉ DE POULET À L'OIGNON

Préparation : 20 minutes
Cuisson : 10 minutes
Ingrédients pour 1 personne
125 g de poulet
1/2 oignon
1 c. à s. de sauce Maggi ou sauce soja
1 c. à c. de jus de citron
Sel, poivre
Gingembre râpé (facultatif),
Coriandre
Émincer l'oignon finement, couper le poulet en lamelles.
Faire revenir l'oignon à sec dans une poêle antiadhésive, verser un peu d'eau (3 c. à s.).
Saupoudrer de gingembre (facultatif), baisser le feu et laisser mijoter jusqu'à ce que les oignons soient bien ramollis.
Ajouter le citron et cuire encore 1 minute.
Ôter les oignons de la poêle, réserver.
Mettre les lamelles de poulet dans la poêle.
Les faire revenir sur toutes les faces jusqu'à ce qu'elles soient cuites. Remettre à nouveau les oignons, la sauce Maggi ou sauce soja, assaisonner (saler très peu, car les sauces le sont déjà).
Servir bien chaud, décorer de coriandre.

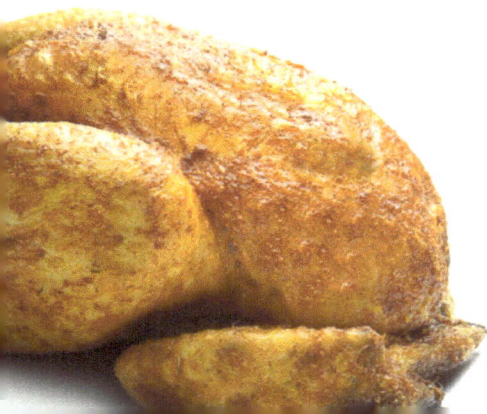

FILET DE MERLAN AU COULIS DE TOMATE

Préparation : 15 minutes

Cuisson : 5 à 6 minutes

Ingrédients pour 1 personne
200 g de filets de merlan
50 g de tomates
1/2 gousse d'ail
50 g d'oignons émincés
500ml de court-bouillon
1/2 c. à c. d'huile d'olive
Thym, persil, sel, poivre

Laver les tomates puis les monder pour les éplucher. Les couper en deux et les épépiner.

Faire cuire la chair des tomates 6-7 minutes à la poêle avec l'ail écrasé et les oignons émincés.

Verser les tomates cuites dans le bol du mixeur avec l'huile d'olive, le thym, le persil, le sel et le poivre. Mixer.

Faire cuire les filets de merlan 4-5 min au court bouillon.

Servir immédiatement avec le coulis dessus.

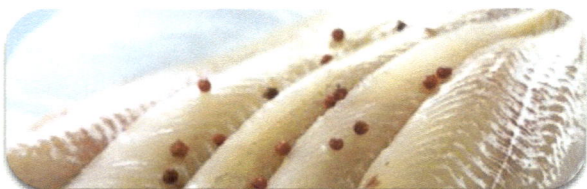

JULIENNE DE LÉGUMES À LA CARBONARA DIÉTÉTIQUE

Préparation : 20 minutes

Cuisson : 15 minutes

Ingrédients pour 1 personne
200 g de julienne de légumes (au choix)
100 g de blanc de poulet ou dinde
1/2 oignon
1 jaune d'oeuf
5 cl de crème de soja
noix de muscade râpée
Persil, sel, poivre
20 g de parmesan râpé

Préparer les légumes en julienne.

Ciseler l'oignon, le faire revenir à sec dans une poêle antiadhésive. Ajouter la julienne de légumes.

Couper le blanc de poulet en petits dés, l'ajouter dans la poêle. Verser la sauce de soja, mélanger.
Assaisonner de sel, poivre, noix de muscade râpée.

Ajouter le jaune d'oeuf en fin de cuisson, éteindre le feu.

Bien enrober les légumes jusqu'à ce que le jaune coagule légèrement. Retirer du feu, saupoudrer de parmesan râpé.
Décorer de persil haché et servir chaud.

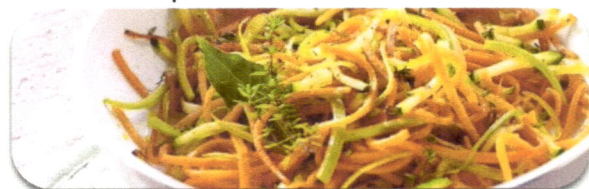

LASAGNES DIÉTÉTIQUES DE COURGETTES

Préparation : 20 minutes
Cuisson : 27 minutes
Ingrédients pour 1 personne
200 g de courgettes
150 g de thon au naturel égoutté
Coulis de tomates
20 à 30 gr d'amandes concassées
1/2 oignon
40 g de parmesan
Basilic, sel, poivre
Préchauffer le four à 180°C.

Couper les courgettes en lamelles dans le sens de la longueur.

Les précuire 2 à 3 minutes à l'eau bouillante salée.

Émincer l'oignon et le faire revenir à sec dans une poêle antiadhésive.

L'ajouter au coulis de tomates, de même que le thon émietté, le basilic ciselé, le sel et le poivre et les amandes.

Tapisser un plat à gratin de lamelles de courgettes, saler et poivrer, ajouter un peu de préparation au thon, un peu de parmesan râpé.

Poursuivre par un étage de courgettes, saler, poivrer, ajouter une couche de préparation au thon... jusqu'à épuisement des ingrédients.

Terminer par une couche de parmesan râpé.

Enfourner le plat pendant 25 minutes.

PAPILLOTE DE CABILLAUD ET TAGLIATELLES DE COURGETTE

Préparation : 20 minutes
Cuisson : 35 minutes
Ingrédients pour 1 personne
150 g de filet de cabillaud
Le jus de 1/2 citron
1 c. à s. de soja cuisine
200 g de courgettes
Curry, graines de cumin
Ciboulette, sel, poivre.
Papier sulfurisé
Préchauffer le four à 190°C.

Passer le filet de poisson sous l'eau froide et le sécher sur du papier absorbant.

Mélanger le jus de citron, le soja cuisine, le curry, la ciboulette, un peu de sel et de poivre.

Découper un rectangle dans du papier sulfurisé, disposer le cabillaud dessus, badigeonner du mélange citronné. Refermer hermétiquement la papillote, la mettre dans un plat à gratin et cuire au four pendant 20 minutes.

Pendant ce temps, prendre une casserole d'eau bouillante salée, plonger quelques minutes les courgettes préalablement coupées en lamelles fines.

Laisser les courgettes à peine 1 à 2 minutes. Saler, poivrer et parsemer de graines de cumin.

Dresser les tagliatelles dans l'assiette puis disposer la papillote à côté, semi-ouverte.

PIPERADE BASQUAISE

Préparation : 20 minutes

Cuisson : 33 minutes

Ingrédients pour 1 personne
3 œufs
100 g de tomates, 50 g de courgettes
50 g de poivrons jaunes, 1/2 oignon
1/4 de gousse d'ail
Sel, poivre, piment d'Espelette (facultatif)
Bouquet garni (persil, 1 feuille de laurier, thym)

Laver les légumes, les couper en petits morceaux réguliers.
Émincer l'oignon et presser la gousse d'ail.

Précuire les morceaux de poivron et de courgettes au micro-ondes, avec un peu d'eau, quelques minutes au micro-ondes (3 minutes environ), pour les ramollir.
Faire précuire l'oignon, la gousse d'ail et le poivron dans une cocotte antiadhésive, sans mettre de matière grasse.

Ajouter ensuite tous les autres légumes et le bouquet garni.

Couvrir, baisser le feu et laisser mijoter pendant 25 minutes. Incorporer les œufs battus aux légumes, environ 5 minutes avant la fin de cuisson. Mélanger pour brouiller les œufs. Assaisonner, ajouter une pincée de piment d'Espelette et servir immédiatement.

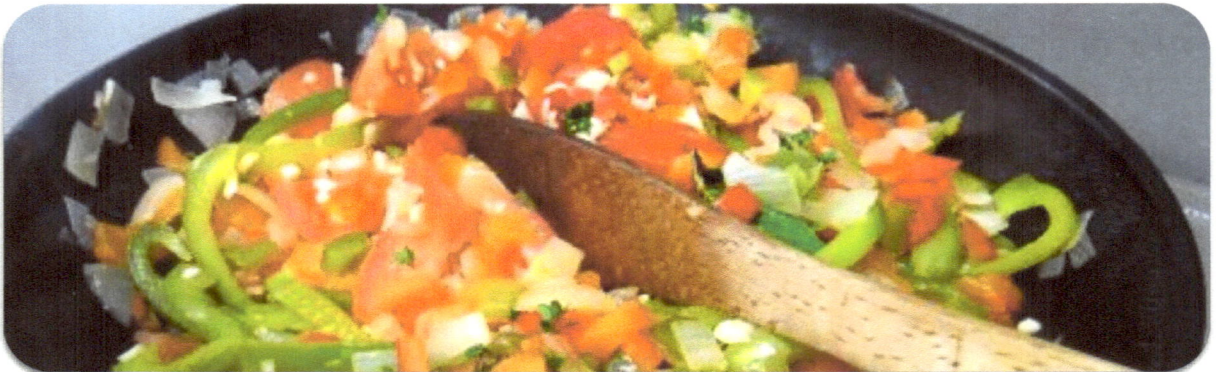

WOK DE POULET AU GINGEMBRE ET CHOP SUEY DE LÉGUMES

Préparation : 20 minutes

Cuisson : 16 minutes

Ingrédients pour 1 personne
150 g de blancs de poulet
1/2 échalote ciselée
50 g de pousses de soja
50 g de carottes
50 g de brocolis
50 g de poivron
1 c. à c. de sauce soja
Sel, poivre, coriandre fraîche
Gingembre, curcuma, sésame doré

Couper les légumes en petits dés. Émincer le blanc de poulet en petites lanières.
Les faire revenir dans une poêle antiadhésive à sec (ou dans un wok) avec les épices et le sésame.
Les sortir de la casserole, réserver, et les remplacer par l'échalote ciselée.
La faire revenir jusqu'à ce qu'elle soit translucide.
Remettre les lanières de poulet, ajouter les dés de légumes, remuer pendant 8 minutes.
En fin de cuisson, ajouter la sauce soja, un peu de poivre (et éventuellement un peu de sel).
Servir immédiatement.

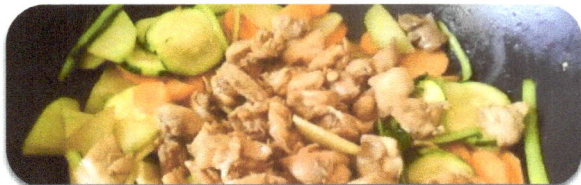

TOMATES FARCIES

Préparation : 15 minutes

Cuisson : 35 minutes

Ingrédients pour 1 personne
200g de grosses tomates
150 g de viande hachée à 5% de MG
50 g d'oignons émincés
20 g d'emmental râpé
20 g d'amandes concassées
1 gousse d'ail, persil
20 g de parmesan râpé
Sel, poivre

Laver les tomates, couper un chapeau, puis les évider.

Dans un saladier, mélanger la viande avec les oignons épluchés et réduits en purée à l'aide du mixeur, l'emmental râpé, l'ail écrasé, le persil ciselé, les amandes.

Saler, poivrer.

Garnir les tomates de ce mélange. Saupoudrer de parmesan.

Faire cuire 35 minutes au four chaud à 210°C(th.7).

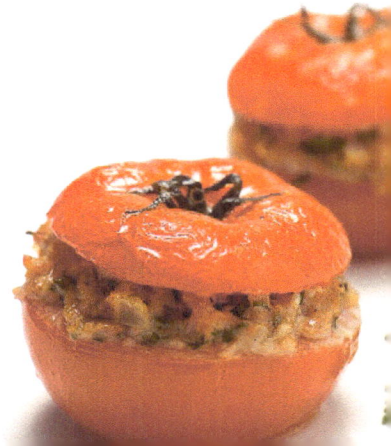

OMELETTE ROULÉE AU JAMBON DE POULET ET CIBOULETTE

Préparation : 15 minutes

Cuisson : 10 minutes

Ingrédients pour 1 personne
2 œufs
100 g de jambon de poulet ou dinde
Sel, poivre, ciboulette
Papier sulfurisé

Battre les œufs, saler, poivrer et ajouter la ciboulette lavée.
Cuire dans une poêle antiadhésive de grand diamètre afin d'obtenir une omelette assez fine.

Répartir le jambon en tranches entières dessus, rouler pour obtenir un rouleau serré.
Égaliser les côtés, envelopper dans du papier sulfurisé et disposer au réfrigérateur pour que la forme prenne bien.
Avant de servir, couper des petits tronçons d'omelette roulée au jambon.

Il est possible de les consommer chauds ou froids.

BROCHETTES DE CHAMPIGNONS ÉPICÉS

Préparation : 20 minutes

Cuisson : 8 à 10 minutes

Repos : 20 minutes

Ingrédients pour 1 personne
250 g de champignons de Paris
1/4 de gousse d'ail
Le jus de 1/2 citron
Ciboulette, curry , sel, poivre

Mélanger le jus de citron, l'ail pressé, la ciboulette ciselée, le sel, le poivre et le curry.
Passer les champignons sous l'eau et les brosser.
Les couper en deux et les mettre dans un récipient avec la marinade.

Filmer et laisser mariner pendant 20 minutes au réfrigérateur.
Préchauffer le four à 240 °C.
Piquer les moitiés de champignons sur des pics à brochettes, les placer sur une plaque recouverte de papier sulfurisé puis enfourner 8 à 10 minutes, en les retournant à mi-cuisson.

Servir aussitôt.

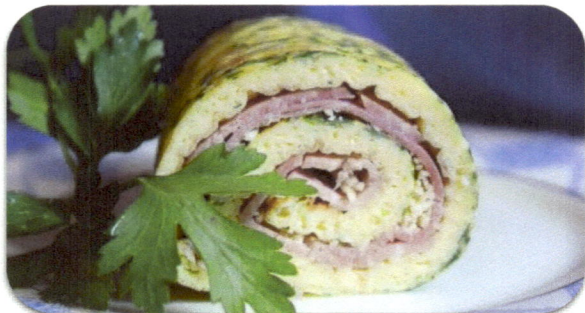

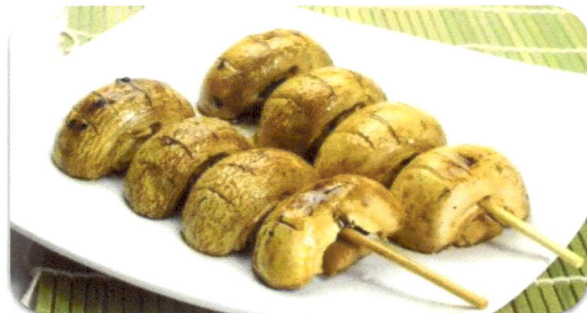

CLAFOUTIS DE BROCOLIS ET JAMBON FUMÉ

Préparation : 15 minutes

Cuisson : 15 minutes

Ingrédients pour 1 personne
2 œufs
20 g de farine
1 c. à c. de soja cuisine ou yaourt de brebis
20 g d'allumettes de jambon fumé
150 g de fleurettes de brocolis
1/2 oignon
Estragon, sel, poivre

Battre les œufs en omelette en ajoutant lentement la farine et le soja cuisine. Ajouter les allumettes de jambon.

Mélanger, poivrer et saler.

Faire revenir l'oignon avec l'estragon puis ajouter les fleurettes de brocolis et remuer de temps à autre.

Verser la pâte dans un plat antiadhésif puis répartir les brocolis.

Mettre au four pendant 15 minutes environ à 180 °C (th. 6).

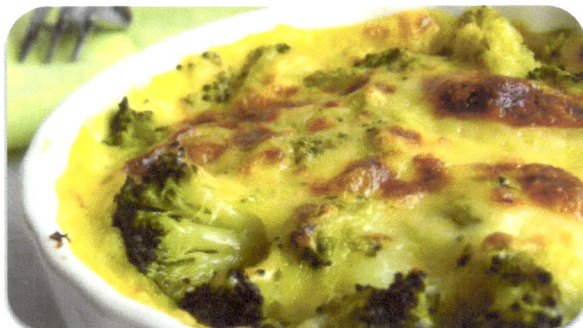

CUISSE DE POULET AU CITRON EN PAPILLOTE

Préparation : 10 minutes

Cuisson : 40 minutes

Ingrédients pour 1 personne
1 petite cuisse de poulet
1 petit citron
Sel, poivre, herbes de Provence
Papier sulfurisé

Préchauffer le four à 200°C.

Découper un rectangle dans le papier sulfurisé.

Presser 1/2 citron.

Saler, poivrer, et ajouter les herbes de Provence.
Prendre la cuisse de poulet et la déposer sur le papier sulfurisé.

À l'aide d'un pinceau, badigeonner la cuisse du mélange citronné.
Couper la moitié du citron restant en fines rondelles, les déposer sur la cuisse de poulet.

Fermer hermétiquement la papillote enfourner 40 minutes.

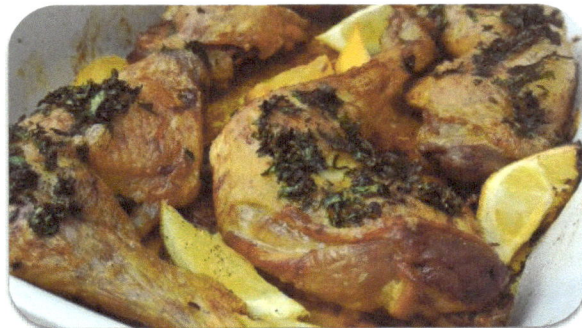

ENDIVES AU JAMBON DIÉTÉTIQUES

Préparation : 20 minutes

Cuisson : 30 minutes

Ingrédients pour 1 personne
2 tranches de jambon cuit supérieur découenné ou blanc de poulet/dinde
2 belles endives
sel, poivre, muscade râpée
2 g de Maïzena
5 cl de lait de coco/soja cuisine

Préchauffer le four à 180°C

Précuire les endives entières à l'étouffée pendant 15 minutes.
Les sortir de la sauteuse et les enrouler dans le jambon.
Disposer les endives dans un plat adapté.
Préparer la béchamel diététique : mettre 2 g de Maïzena dans un bol et ajouter 1 cl de lait de coco en mélangeant bien.

Ajouter la préparation dans 4 cl de lait de coco porté à ébullition en remuant sans cesse jusqu'à épaississement, soit environ 5 secondes.
Assaisonner avec sel, poivre et muscade.
Verser la béchamel sur les endives au jambon.

Mettre le plat 15 minutes au four à 180°C.

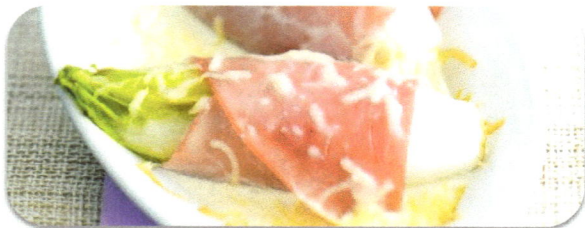

FILET DE PANGA EN PAPILLOTE EXOTIQUE

Préparation : 10 minutes

Cuisson : 20 minutes

Ingrédients pour 1 personne
150 g de filet de poisson-panga
1/2 banane en fines rondelles
Le jus de 1/2 citron
1/4 de gousse de vanille grattée
Sel, poivre
Papier sulfurisé

Préchauffer le four à 200°C

Disposer le poisson sur un carré de papier sulfurisé, verser le jus de citron, couvrir de rondelles de bananes et de vanille.

Saler, poivrer.

Refermer la papillote hermétiquement et cuire au four 15 à 20 minutes.

Servir bien chaud.

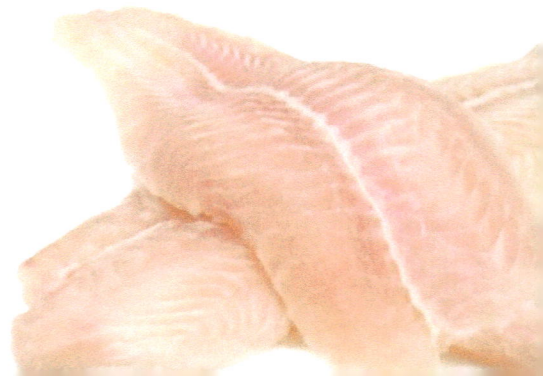

FLAN D'ASPERGES AU LAIT DE COCO

Préparation : 20 minutes

Cuisson : 45 minutes

Ingrédients pour 1 personne
125 g d'asperges vertes
1 œuf
60 g de lait de coco
2 c. à s. de maïzena
15 g d'emmental râpé
Ciboulette, sel, poivre, noix de muscade râpée

Précuire les asperges pendant 10 minutes à l'eau bouillante salée.

Préchauffer le four à 160 °C.

Égoutter les asperges puis les mixer avec l'œuf, l'emmental, le lait de coco, la maïzena, un peu de ciboulette ciselée, du sel, du poivre et de la noix de muscade râpée.

Verser cet appareil dans un ramequin en silicone (inutile d'huiler), enfourner pendant 35 minutes.

Laisser tiédir puis démouler.
Servir immédiatement.

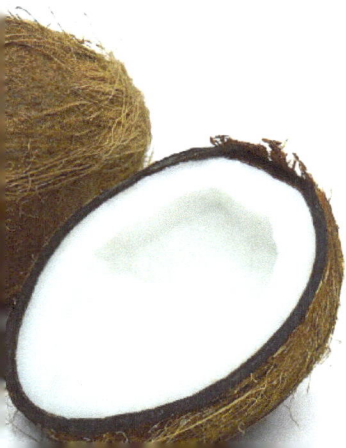

HACHIS PARMENTIER DIÉTÉTIQUE

Préparation : 20 minutes
 Cuisson : 30 minutes
Ingrédients pour 1 personne
200 g de purée de brocolis surgelée (sans féculent ni matière grasse)
1 pomme de terre (100 g)
50 g de tomates pelées au jus
100 g de viande de bœuf hachée 5 % MG
1/2 œuf
1/4 de gousse d'ail
1/2 oignon
25 g de parmesan
Sel, poivre
Persil, thym
Noix de muscade râpée

Préchauffer le four à 190°C.

Émincer l'oignon épluché et presser la gousse d'ail.
Les faire revenir à sec dans une poêle antiadhésive jusqu'à ce qu'ils soient translucides.
Ajouter la viande hachée, la tomate pelée et un peu de son jus, le thym, le persil et la noix de muscade râpée, laisser cuire 2 à 3 minutes, puis laisser tiédir hors du feu.
Ajouter ensuite l'œuf battu, assaisonner.
Décongeler la purée de brocolis au micro-ondes ou en casserole, ajouter le parmesan râpé, le sel, le poivre et un peu de noix muscades râpées.
Dans un plat à gratin, déposer une couche de hachis de bœuf à la tomate puis la couche de purée au parmesan.
Enfourner environ 25 minutes.
Servir dès la sortie du four.

KEBAB MINCEUR
(SANDWICH GREC)

Préparation : 10 minutes
Cuisson : 10 minutes

Ingrédients pour 1 personne
1 pita (ou Wrap)
100 g de blanc de poulet
1/2 oignon, 1/4 de poivrons rouges
Des olives noires, 2 grandes feuilles de laitue, Cumin
Pour la sauce:
1 yaourt de brebis
1 gousse d'ail
Jus de citron
Ciboulette, menthe, sel, poivre

Couper le filet de poulet en fines lanières et le faire dorer dans une poêle à revêtement antiadhésif sans ajouter de matières grasses, rajouter le poivron coupé en dés, saupoudrer de cumin.
Éplucher et émincer l'oignon.
Laver les feuilles de salade et les couper finement ainsi que les olives.
Éplucher la gousse d'ail et la mixer avec le yaourt, le jus de citron, la ciboulette et la menthe. Saler et poivrer.
Réchauffer la pita pendant quelques minutes au four à micro-ondes.
La couper en deux dans le sens de la longueur et disposer la salade, l'oignon, la tomate et le poulet.
Napper de la sauce au yaourt.

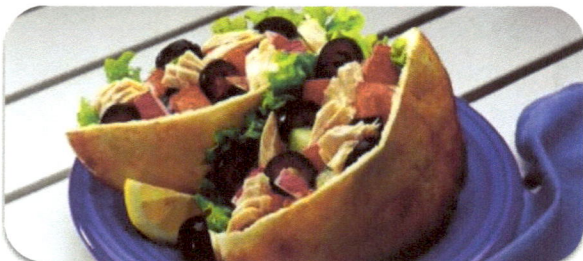

ŒUFS EN PAPILLOTE

Préparation : 5 minutes

Cuisson : 5 minutes

Ingrédients pour 1 personne
2 œufs, 40 g de viande de Grison
1 c. à c. de jus de citron
1 c. à c. de ciboulette ciselée, poivre

Préchauffer le four à 240°C.

Couper la viande de Grison en lanières. Verser le jus de citron et la ciboulette ciselée dans une petite poêle.

Dans un ramequin allant au four et chemisé de papier sulfurisé, déposer les lanières de viande de Grison puis recouvrir avec les œufs.

Poivrer et mettre au four sans refermer la papillote pendant 3 à 5 minutes.

Servir bien chaud, recouvert du jus de citron chauffé.

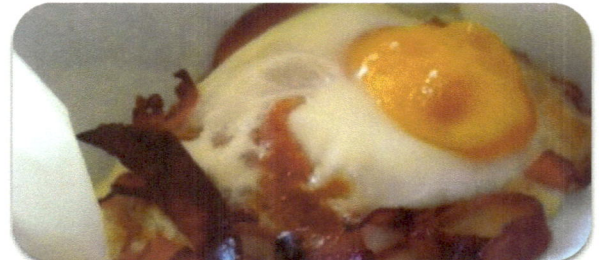

ROULEAUX D'AUBERGINES FARCIES AUX ŒUFS BROUILLÉS

Préparation : 20 minutes

Cuisson : 35 minutes

Repos : 25 minutes

Ingrédients pour 1 personne
250 g d'aubergines
3 œufs
1/4 de gousse d'ail
1 c. à c. d'huile d'olive
1 c. à s. de soja cuisine
Ciboulette, sel, poivre
Cure-dents & Papier sulfurisé

Laver les aubergines et les couper en fines tranches dans le sens de la longueur.
Les saler puis les laisser dégorger 25 minutes sur du papier absorbant. Bien les éponger.
Les frotter ensuite avec la gousse d'ail et les badigeonner d'huile.
Préchauffer le four à 180 °C.
Placer les aubergines sur la plaque du four recouverte de papier sulfurisé. Enfourner pendant 25 minutes.
Faire chauffer une poêle antiadhésive, ajouter les œufs, le lait et la ciboulette, et remuer constamment pour brouiller les œufs. Saler, poivrer.
Déposer 1 c. à s. d'œufs brouillés sur une extrémité d'une tranche d'aubergine, la rouler sur elle-même pour former un rouleau.
Faire tenir à l'aide d'un cure-dents. Servir chaud.

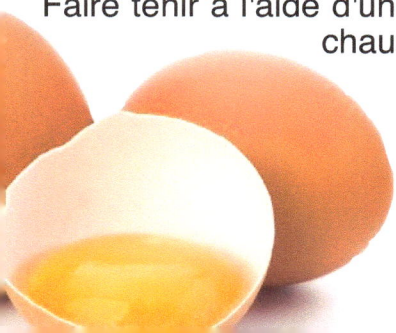

TAGLIATELLES AU THON ET AUX CHAMPIGNONS

Préparation : 15 minutes

Cuisson : 15 minutes

Ingrédients pour 1 personne
60 g de tagliatelles
125 g de thon au naturel
100 g de champignons de Paris
1/4 d'oignon, le jus de 1/2 citron
Persil, curcuma, sel, poivre

Cuire les tagliatelles à l'eau bouillante salée selon le temps indiqué sur le paquet.

Pendant ce temps, émincer finement les champignons et l'oignon.

Les faire revenir ensemble à sec, dans une poêle antiadhésive.
Lorsque l'eau de constitution des champignons s'est évaporée, ajouter le thon émietté, un peu de curcuma, le jus de citron, le persil haché, un peu de sel et de poivre.

Bien mélanger.

Incorporer les tagliatelles à la garniture. Servir bien chaud.

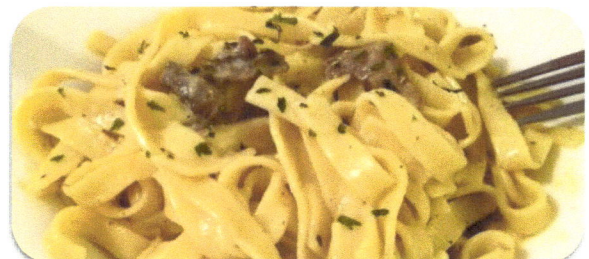

TAJINE DE POULET AUX CITRONS CONFITS

Préparation : 15 minutes

Cuisson : 15 minutes

Ingrédients pour 4 personnes
600 g de blancs de poulet
3 citrons confits , 2 oignons
4 olives vertes, 2 gousses d'ail
1 c. à c. de coriandre
1 petit tube de safran
Quelques brins de persil
Sel, poivre
Riz (au choix)

Faire dorer les blancs de poulet dans une poêle antiadhésive sans matière grasse. Réserver.

Éplucher et couper les oignons et l'ail en lamelles, les faire blondir, puis ajouter la coriandre, le persil, le safran, saler, poivrer.

Ajouter le poulet et les citrons confits coupés en petits dés.

Recouvrir d'eau et laisser mijoter à petit feu.

Retirer les morceaux de poulet et faire réduire la sauce. Ajouter les olives coupées en rondelles.

Dresser dans un plat les morceaux de poulet nappés de sauce.

Servir avec un petit bol de riz complet ou thai ou riz sauvage.

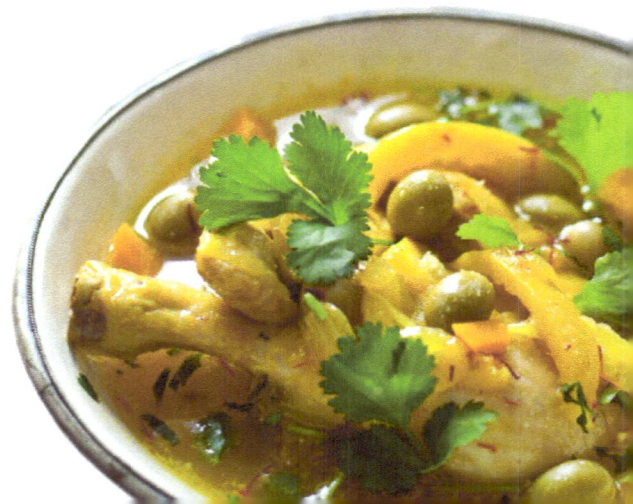

Les recettes

Les desserts

GELÉE DE THÉ VERT AU JASMIN

Préparation : 10 minutes

Réfrigération : 2 heures

Cuisson : 5 minutes

Ingrédients pour 1 personne
20 cl d'eau
1 sachet de thé vert au jasmin
1 feuille de gélatine (ou Agar Agar)
1 c. à s. de sucre de canne

Faire chauffer l'eau.

Laisser infuser le thé 4 à 5 minutes. Retirer le sachet, sucrer à sa convenance.

Ajouter la feuille de gélatine préalablement ramollie dans un bol d'eau froide et bien mélanger jusqu'à ce que la feuille soit totalement dissoute.

Réserver au frais 2 heures dans un ramequin jusqu'à ce que la gelée soit bien prise.

Consommer bien frais.

CRÈME DE MARRONS VANILLÉE

Préparation : 10 minutes

Cuisson : 15 minutes

Ingrédients pour 1 personne
80 g de marrons au naturel égouttés
5 cl d'eau
1 cm de gousse de vanille
1 c. à s. de sucre de canne

Faire chauffer l'eau jusqu'à frémissement, y plonger la gousse de vanille grattée, ajouter les marrons et les faire cuire 15 minutes à feu doux, à couvert.
Égoutter.
Mixer le tout pour obtenir une crème lisse (éventuellement ajouter un peu d'eau si la préparation paraît trop sèche), ajouter du sucre selon votre goût.
Réserver au réfrigérateur.
Consommer froid.

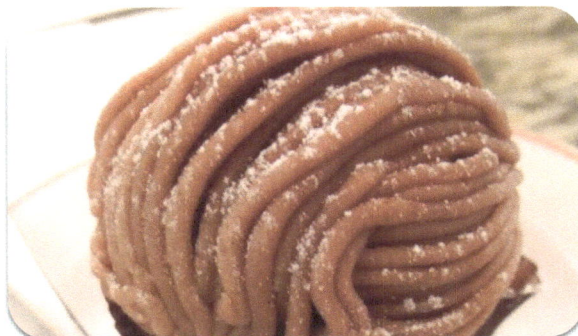

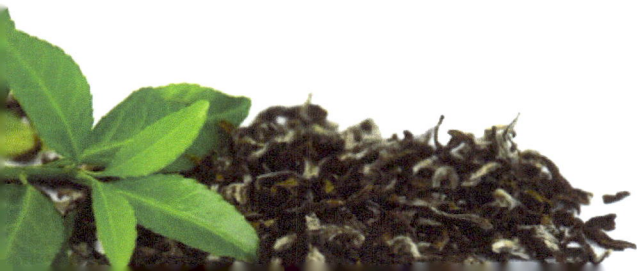

FLAN AUX POIRES AU LAIT DE COCO

Préparation : 20 minutes

Cuisson : 35 minutes

Ingrédients pour 1 personne
1 poire
12,5 cl de lait de coco
1 œuf
1 c. à s. de sucre de canne
1 pincée de cannelle

Préchauffer le four à 190 °C.
Laver la poire puis l'éplucher et la couper en petits cubes.

La faire compoter dans une petite poêle antiadhésive.

Battre l'œuf avec le sucre et la cannelle.
Pendant ce temps, faire chauffer le lait de coco.

Verser petit à petit le lait chaud sur le bord du récipient contenant l'œuf, tout en continuant de fouetter.
Verser la compote de poire dans un petit ramequin individuel, verser par dessus le mélange chaud.

Disposer le ramequin dans un bain-marie (plat à gratin rempli d'eau froide, arrivant aux 3/4 du bord supérieur du ramequin), et enfourner 30 minutes jusqu'à ce que l'intérieur soit cuit (vérifier la cuisson en piquant l'intérieur avec une pique à brochette : il doit ressortir sec).

Sortir le ramequin du bain-marie et manger aussitôt.

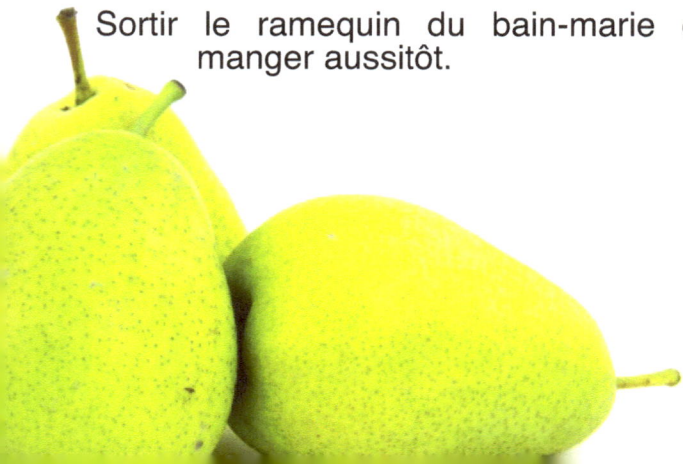

MOUSSE CHOCOLAT-ORANGE

Préparation : 15 minutes

Réfrigération : 6 heures

Ingrédients pour 4 personnes
4 œufs clarifiés
(blancs et jaunes séparés)
120 g de chocolat noir
1 orange
1 c. à s. de sucre de canne

Laver l'orange, la presser et réserver le jus.
Râper le zeste.

Faire fondre le chocolat avec le jus d'orange à feu doux.

Éteindre le feu et ajouter les jaunes d'œufs, le zeste d'orange et sucrer selon le goût.
Battre les blancs en neige ferme et les introduire délicatement au mélange.

Faire prendre au réfrigérateur 6 heures au minimum et décorer d'un zeste d'orange avant le service.

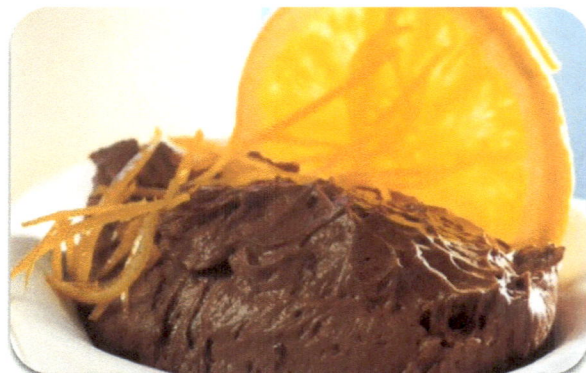

COMPOTE POMME MERINGUÉE

Préparation : 25 minutes

Cuisson : 25 minutes

Ingrédients pour 1 personne
1 pomme
1/2 blanc d' œuf
1 c. à c. de sucre de canne
Vanille, cannelle ou citron

Faire une compote avec la pomme et les aromates et un peu d'eau dans une casserole.

Laisser cuire 10 minutes.

Battre le blanc d'œuf en neige ferme puis y ajouter le sucre petit à petit.

Mélanger en soulevant délicatement de bas en haut pour ne pas faire retomber le blanc.
Disposer la compote dans un ramequin, meringuer la surface avec le blanc en neige et passer au four chaud environ 15 minutes pour faire prendre la couleur.

CRUMBLE DE FRUITS DE SAISON

Préparation : 10 minutes

Cuisson : 20 minutes

Ingrédients pour 1 personne
200 g de fruits de saison
(pommes, prunes, framboises…)
20 g de farine complète
20 g de sucre de canne
20 g de margarine.

Préchauffer le four à 180°C.

Couper les fruits de saison en cubes grossiers et les disposer dans un ramequin ou plat à gratin.

Mélanger les ingrédients ensemble avec les doigts et disposer sur les fruits.

Enfourner à 180°C pendant 15 à 20 minutes.

Servir tiède.

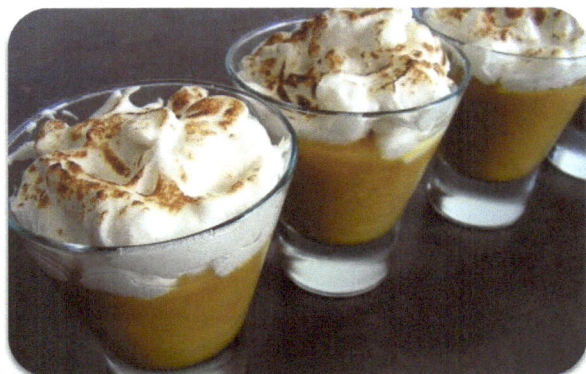

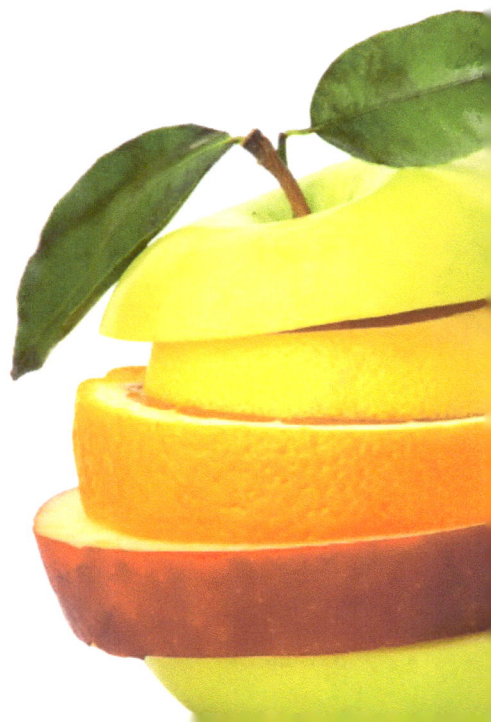

Glossaire

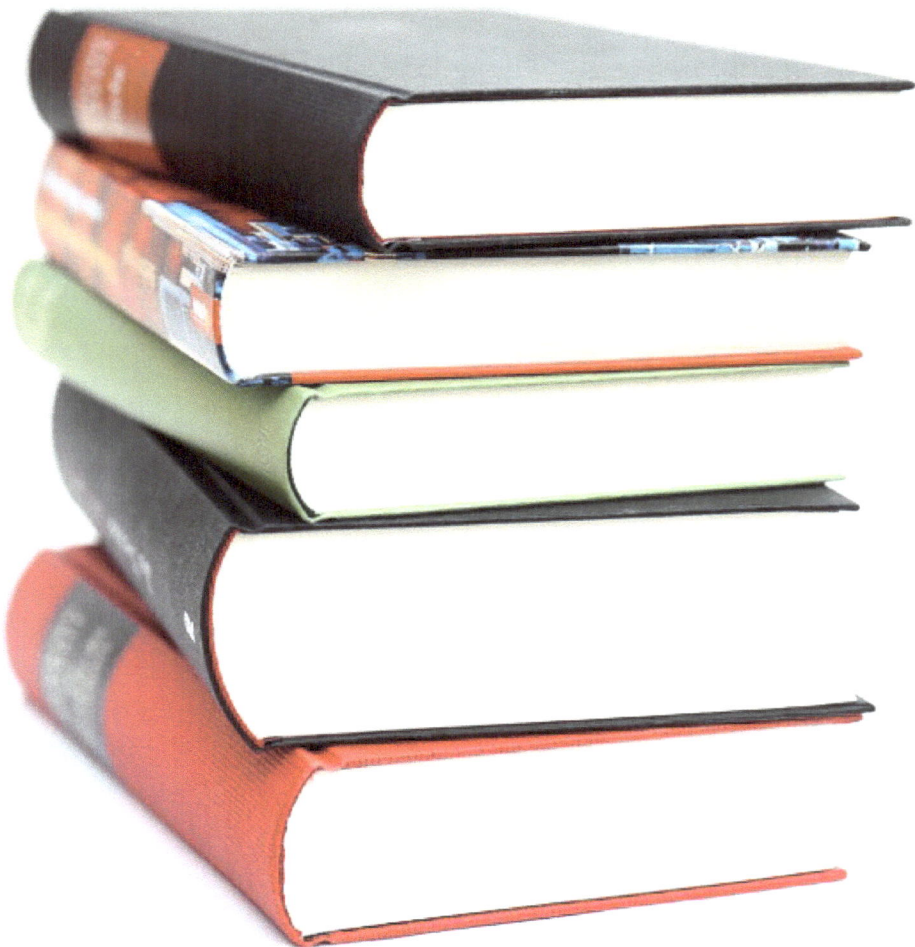

Acidose

L'acidose est un trouble de l'équilibre acido-basique et correspond à une acidité des fluides du métabolisme.

Additifs

Le nom additif désigne une substance chimique introduite dans un produit alimentaire élaboré, comme un plat préparé surgelé. Les additifs peuvent être des colorants, des conservateurs, des exhausteurs de goût...

Alcools

L'alcool est un liquide riche en éthanol (alcool éthylique) issu du processus de distillation.

Anaérobie

Anaérobie défini un espace ou fonctionnement sans oxygène (dioxygène).

Antiseptiques

Un antiseptique est un désinfectant; c'est une substance qui tue ou prévient la croissance des bactéries, champignons et des virus sur les surfaces externes ou internes du corps.

Astringentes

Les plantes et actions astringentes ont la propriété de produire une crispation des muqueuses, ce qui aura pour effet d'assécher la zone ciblée.

Balsamiques

Ce dit de plantes qui sécrètent du baume ou exhalent des senteurs agréables.

Béchiques

Ce dit d'une substance agissant contre la toux sèche.

Boulimie

La boulimie est un trouble des conduites alimentaires, caractérisé par un rapport pathologique à la nourriture, se manifestant par des ingestions excessives d'aliments, de façon répétitive et durable. Ces ingestions, appelées crises de boulimie, peuvent durer entre quelques minutes et plusieurs heures. Cette maladie est souvent apparentée à une forme d'addiction dans la mesure où l'individu entretiendra avec la nourriture un rapport similaire à celui que certaines personnes peuvent entretenir avec la drogue.

Colloïdales

Un colloïde est la suspension d'une ou plusieurs substances, dispersées régulièrement dans une autre substance, l'eau par exemple. Colloïde devant son étymologie au grec « kolla », voulant dire colle. Un fluide contenant des colloïdes se dit colloïdales.

Colorants

Un colorant est une substance, souvent chimique, pouvant apporter une couleur spécifique à un aliment.

Conservateurs

Un conservateur est un additif, majoritairement chimique, prévenant l'altération du produit auquel il est ajouté.

Dépuratives

Ce dit des plantes permettant de nettoyer le sang ou le métabolisme de ses déchets accumulés.

Dermatose

Terme qui désigne les affections de la peau.

Diabète

Le diabète sucré (ou diabète par abus de langage) est une maladie liée à une défaillance des mécanismes biologiques de régulation de la glycémie (concentration de glucose dans le sang) menant à une hyperglycémie. Cette maladie se manifeste par des symptômes propres au diabète (syndrome polyuro-polydipsique) et par des lésions d'organes tels la rétine, les reins, les artères coronaires, etc.,

dues à la toxicité du glucose.

Digestion

La digestion est un processus de transformation mécanique et chimique des aliments en nutriments assimilables ou non par l'organisme.

Digestives

Ce dit des plantes ayant la propriété d'aider à digérer.

Diurétiques

Ce dit des plantes ayant la faculté d'éliminer l'excès d'eau du métabolisme en augmentant la quantité d'urine produite.

Drogues

Une drogue est un composé chimique, biochimique ou naturel, capable d'altérer une ou plusieurs activités neuronales et/ou de perturber les communications neuronales. Certaines drogues apportent des dépendances physique ou psychologique.

Emménagogues

On appelle emménagogues des plantes médicinales qui stimulent le flux sanguin dans la région pelvienne et l'utérus.

Émollientes

Émollient est un terme désignant une plante ayant pour propriétés d'amollir et de détendre les tissus de l'organisme.

Émonctoires

Émonctoire définit un organe ou une partie d'organe qui permet à l'organisme d'éliminer les déchets de l'organisme.

Etiopathique

L'étiopathie est une médecine manuelle dans la tradition des rebouteux, proche de l'ostéopathie et de la chiropratique.

Fermentation

Transformation que subissent certains aliments sous l'action d'enzymes sécrétées par des micro-organismes au sein du métabolisme.

Fluidifiantes

Ce dit des plantes ayant la faculté de liquéfier les sécrétions bronchiques.

Holistiques

Ce dit de toutes les techniques thérapeutiques qui prennent en compte la globalité de l'individu. Par exemple, une vision holistique de l'être humain tient compte de ses dimensions physique , mentale, émotionnelle, familiale, sociale, culturelle, spirituelle.

Hydrothérapie du côlon

L'hydrothérapie du côlon est une technique de nettoyage du gros intestin à l'aide d'eau à laquelle on ajoute parfois des plantes ou des probiotiques.

In vivo

In vivo (en latin : « au sein du vivant ») est une expression latine qualifiant des actions pratiquées dans un organisme vivant, par opposition à in vitro ou ex vivo.

Incubateur

Ce qui d'une machine ou système permettant la croissance de cellules ou être vivant en toute autonomie.

Insomnies

L'insomnie définit les problèmes de sommeil chez un individu.

L'hémogliase

Symptôme de l'épaississement du sang.

L'eczéma

L'eczéma est une dermatose caractérisée par une inflammation non contagieuse de la peau qui s'accompagne de rougeurs, de fines vésicules, de squames et de démangeaisons.

Laxatives

Ce dit des plantes ayant la faculté de libérer les intestins de la constipation (blocage des selles).

Leucémie

La leucémie, ou leucose est un cancer des cellules de la moelle osseuse. Également appelé « cancer du sang ».

Leucorrhées

En gynécologie, une leucorrhée est un écoulement non sanglant provenant de l'appareil génital féminin (vagin).

Lymphogliase

Symptôme de l'épaississement de la lymphe.

Lymphome

Un lymphome ou cancer des ganglions est un cancer du système lymphatique qui se développe aux dépens des lymphocytes.

Maladie de Basedow

La maladie de Basedow ou Graves Basedow est une maladie auto-immune de la thyroïde. La personne atteinte produit des anticorps anormaux dirigés contre les cellules folliculaires de la thyroïde. Plutôt que de détruire ces cellules, comme le ferait tout anti- corps normal, ces anticorps reproduisent étrangement les effets de la T S H et stimulent continuellement la libération d'hormones thyroïdiennes, provoquant une hyperthyroïdie accompagnée de signes cliniques spécifiques.

Médecine douce

Ce dit des médecines non conventionnelles et non réglementées ayant pour démarche de « soigner » l'individu de manière holistique par le biais de techniques naturelles.

Métabolisation

Ce dit du processus de transformation biochimique des aliments et l'utilisation des valeurs nutritionnelles qui en résulte par l'organisme d'un individu.

Naturopathie

Médecine douce regroupant toutes les techniques, dites naturelles, pour

recouvrer l'état de santé.

Néphrétiques

Ce dit des plantes ayant la faculté de dissoudre et éliminer les calculs urinaires.

Nosocomiales

Une infection nosocomiale est une infection ou une maladie contractée dans un établissement de santé.

OMS

L'Organisation mondiale de la santé (OMS), est une institution spécialisée de l'Organisation des Nations unies (ONU) pour la santé publique créée en 1948. Elle dépend directement du Conseil économique et social des Nations unies et son siège se situe à Genève en Suisse, sur la commune de Pregny-Chambésy.

Ostéoporose

L'ostéoporose est caractérisée par une fragilité excessive du squelette, due à une diminution de la masse osseuse et à l'altération

de la microarchitecture osseuse.

Pectorales

Ce dit des plantes ayant la faculté de libérer les bronches.

Péristaltiques

Ce dit de mouvement péristaltique, du grec « peristellô », je comprime. On appelle ainsi le mouvement par lequel s'opère le resserrement successif des diverses portions de l'intestin, par suite de la contraction de la membrane musculaire. Ce mouvement ayant pour effet de pousser dans le même sens les matières alimentaires, depuis le pylore jusqu'à l'anus. Les gestes, les mouvements et les impacts que les organes internes se transmettent tout au long des activités d'une journée vont pouvoir dynamiser ces mouvements péristaltiques.

Permissible

Ce dit de quelque chose que l'on se permet de vivre.

Pesticides

Un pesticide est une substance répandue sur une culture agricole pour lutter contre des organismes considérés comme nuisibles. C'est un terme générique qui rassemble les insecticides, les fongicides, les herbicides, les parasiticides.

Phobies

Une phobie, du grec ancien phobos, est une peur démesurée et irréelle d'un objet ou d'une situation précise.

Purgatives

Ce dit des plantes ayant la faculté de libérer l'évacuation des selles.

Purines

Les purines désignent un ensemble de molécules qui se trouvent dans les organismes vivants. Elles sont surtout issues des processus de digestion intestinale.

Rhumatismes

Rhumatisme est un terme non spécifique pour désigner un problème médical affectant les articulations et les tissus conjonctifs.

Sinusite

La sinusite est une inflammation ou une infection d'un ou de plusieurs des quatre sinus du corps humain.

Stress

Le stress (issu par l'anglais de l'ancien français « destresse ») est, en biologie, l'ensemble des réponses d'un organisme soumis à des pressions ou contraintes de la part de son environnement. Ces réponses dépendent toujours de la perception qu'a l'individu des pressions qu'il ressent. Ceci définissant que le stress est un état et non une émotion ou un sentiment.

Sudorifiques

Ce dit des plantes ayant la faculté de favoriser la transpiration.

Symptômes

Un symptôme est un signe clinique qui représente une manifestation d'une maladie, tel qu'exprimé et ressenti par un patient.

Tabagisme

Terme médical désignant l'intoxication aiguë ou chronique provoquée par l'abus du tabac. Par extension, il désigne également la consommation de tabac en général.

Tumeur

Le terme tumeur (du latin « tumere », enflé) désigne, en médecine, une augmentation de volume d'un tissu, sans précision de cause. C'est une néoformation de tissus corporels (néoplasie) qui se produit à la suite d'un dérèglement de la croissance cellulaire, de type bénin ou malin (quand il s'agit d'une tumeur maligne, on parle de cancer).

Bibliographie

« Respectueux et reconnaissant envers mes Maîtres, je rendrai à leurs enfants l'instruction que j'ai reçue de leurs pères. »
HIPPOCRATE

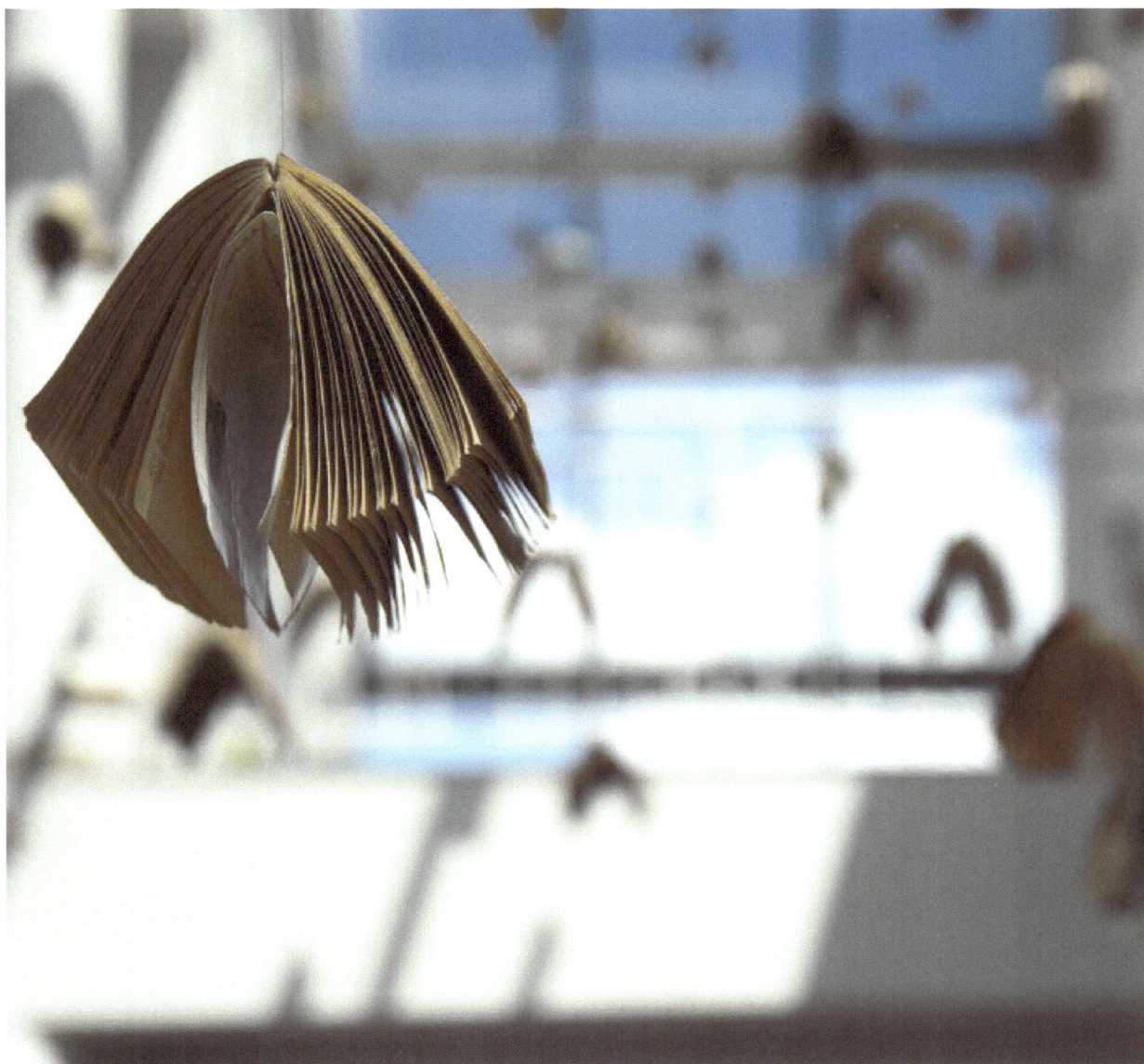

145

Du même auteur:

Déjà paru
- Booster son cerveau par les solutions naturelles
- Énergie Vitale - Tome 1 : Découverte d'une existence
- Lithothérapie cristalline : Les pouvoirs des minéraux
- Flamme Jumelle de la Gémellité à l'Unicité

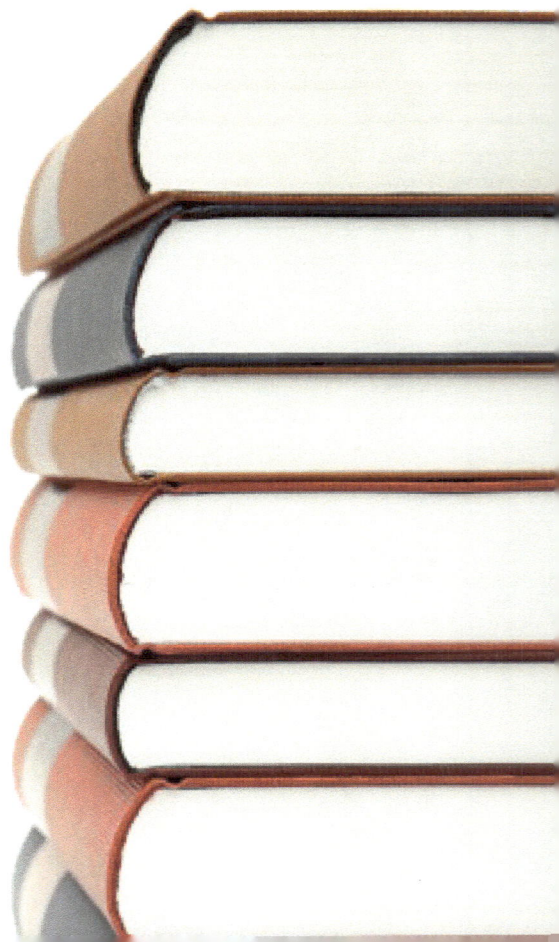

Par d'autres auteurs:

L'immunité retrouvée – Robert MASSON

Soignez-vous par la nature – Robert MASSON

Prévenir et vaincre le cancer – Jean-Pierre WILLEM

Santé, mensonges et propagande – Thierry SOUCCAR & Isabelle ROBARD

Cholestérol, mensonges et propagande – Dr Michel DE LORGERIL

Votre santé se cache au coeur de vos cellules – Dr Claude LAGARDE

Les rythmes du corps – Olivier COUDRON

Des poubelles dans nos assiettes – Fabien PERUCCA & Gérard POURADIER

Anticancer – David SERVAN-SCHREIBER

Toxic – William REYMOND

www.ingramcontent.com/pod-product-compliance
Lightning Source LLC
Chambersburg PA
CBHW060808270326
41928CB00002B/25